Paroxetin in der Therapie von Depression, Angst- und Zwangsstörungen

R.J. Boerner

Springer Fachmedien Wiesbaden GmbH

Die Deutsche Bibliothek – CIP-Einheitsaufnahme

Boerner, Reinhard Joachim:
Paroxetin in der Therapie von Depression, Angst- und Zwangsstörungen /
R. J. Boerner

ISBN 978-3-8244-2095-7   ISBN 978-3-663-14571-4 (eBook)
DOI 10.1007/978-3-663-14571-4

Korrespondenzadresse:
Dr. Dr. med. Dipl.-Psych. R.J. Boerner
Psychiatrische Klinik und Poliklinik der
Ludwig-Maximilians-Universität München
Ärztlicher Direktor: Prof. Dr. H.-J. Möller
Nußbaumstr. 7
D - 80336 München
Tel.: 089/5160-3370, - 3355
Fax: 089/5160-5343

Alle Rechte vorbehalten.

© Springer Fachmedien Wiesbaden 1997
Ursprünglich erschienen bei Deutscher Universitäts-Verlag GmbH, Wiesbaden, 1997

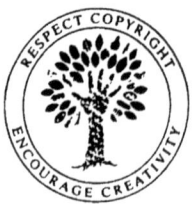

Das Werk einschließlich aller seiner Teile ist urheberrechtlich geschützt. Jede Verwertung außerhalb der engen Grenzen des Urheberrechtsgesetzes ist ohne Zustimmung des Verlags unzulässig und strafbar. Das gilt insbesondere für Vervielfältigungen, Übersetzungen, Mikroverfilmungen und die Einspeicherung und Verarbeitung in elektronischen Systemen.

Herstellung: Gütersloher Druckservice GmbH, Gütersloh
Gedruckt auf chlorfrei gebleichtem und säurefreiem Papier

ISBN 978-3-8244-2095-7

Inhaltsverzeichnis

Einleitung 5

1. Die therapeutische Relevanz der SSRI am Beispiel von Paroxetin
   bei einzelnen psychiatrischen Störungen 6

   1.1 Depressive Störungen 6

   1.2 Angststörungen 9

   1.3 Zwangsstörungen 12

2. Kasuistiken 15

   2.1 Depressive Störungen 15

   2.2 Angststörungen 25

   2.3 Zwangsstörungen 30

3. Zusammenfassung 35

4. Literatur 37

5. Stichwortverzeichnis 39

Einleitung

In der Pharmakotherapie psychiatrischer Störungen vollzieht sich seit Anfang der 90er Jahre ein deutlicher Wandel.
Mit der Einführung neuer Antidepressiva und Neuroleptika war es möglich, das Spektrum der Therapiemöglichkeiten unterschiedlicher psychiatrischer Störungen deutlich zu erweitern.
Insbesondere mit der Einführung der SSRI (s.u.), der selektiven Serotonin-Wiederaufnahmehemmer (selective serotonin reuptake inhibitors), konnten die Therapiemöglichkeiten bei Depressionen, Angst- und Zwangsstörungen insgesamt verbessert werden, da neben den schon bewährten klassischen, besonders den trizyklischen Antidepressiva (TZA), nun eine Therapiealternative verfügbar wurde (RUDOLF, 1996).
In der Gruppe der SSRI stellt Paroxetin eine wichtige Substanz dar, die zunehmend in der klinischen Praxis nicht nur von Psychiatern, sondern auch von Allgemeinmedizinern und praktischen Ärzten zur Behandlung diverser psychischer Syndrome/Störungen eingesetzt wird.
Dieses Buch hat das Ziel, die Therapiemöglichkeiten, aber auch die Grenzen der Therapie mit dieser Substanz, exemplarisch am Beispiel depressiver Störungen, der Panikstörung sowie der Zwangsstörung aufzuzeigen.
Für den Kliniker kann es hierbei hilfreich sein, nicht nur anhand eines Literaturüberblicks über die nachgewiesene empirische Effizienz der Substanz im Rahmen von Therapiestudien informiert zu werden, sondern auch am Beispiel ambulanter wie stationärer Patienten einen praktischen Einblick in die Therapiedurchführung mit Paroxetin zu erhalten.
In einem theoretischen Teil soll zunächst ein kurzer Überblick zum Stellenwert von Paroxetin in der Therapie der obengenannten Störungen gegeben werden.
Anschließend wird in einem ausführlichen Kapitel die Kasuistik von ambulanten und stationären Patienten dargestellt und bewertet. Diese Kasuistik soll möglichst umfassend über mögliche Therapieanwendungen mit der Substanz informieren.
Die Klassifikation psychiatrischer bzw. psychischer Störungen erfuhr in den letzten Jahren durch klinische Erfahrung und spezielle Studien eine bedeutsame Wandlung, die sich in der Entwicklung vom DSM-III über DSM-III-R hin zu DSM-IV und für den klinisch bzw. praktisch tätigen Mediziner im Übergang vom ICD-9 zum ICD-10 niederschlägt.
Diese neue Klassifikation ermöglicht eine präzisere, operational geleitete Einteilung psychischer Störungen unabhängig von bestimmten Vorannahmen zu deren Ätiologie und Pathogenese. Aus der damit verbundenen deutlichen Differenzierung psychischer Störungen, auch unter Berücksichtigung ihres Schweregrades, ergeben sich Folgen für die Einordnung und Bewertung der Pharmakotherapie.
Daher wurde ICD-10 als Diagnosesystem auch bei der gewählten Kasuistik verwendet.

1. Die therapeutische Relevanz der SSRI am Beispiel von Paroxetin bei einzelnen psychiatrischen Störungen

1.1. Depressive Störungen

In der Therapie von Depressionen sind unterschiedliche Ansätze der Pharmakotherapie wissenschaftlich gut evaluiert und in der klinischen Praxis etabliert.
Einen Überblick über unterschiedliche pharmakologische Behandlungsansätze geben Faust (1995), Möller et al. (1989) und Rudolf (1996). Die ICD-10 ist eine neue Klassifikation der depressiven bzw. affektiven Störungen, die auf die klassische Unterscheidung von sogenannter endogen biologischer bzw. reaktiv psychogener Depression verzichtet. Ein wesentlicher Aspekt bei der Neuformulierung diagnostischer Kriterien war der Gedanke, daß einerseits bei psychogenen bzw. reaktiven Depressionen pharmakologische Therapieansätze effektiv sein können, andererseits bei sogenannten endogen depressiven Patienten zumindestens in einem gebesserten Krankheitsstadium auch psychotherapeutische Ansätze begleitend eingesetzt werden sollten. In der ICD-10 wurde darüber hinaus eine Differenzierung nach dem Schweregrad und eine Berücksichtigung des Auftretens psychotischer Symptomatik vorgenommen.

Tab. 1: Klassifikation der depressiven Episode nach ICD-10

F 32	Depressive Episode
F 32.0	leichte depressive Episode
F 32.00	ohne somatische Symptome
F 32.01	mit somatischen Symptomen
F 32.1	mittelgradige depressive Episode
F 32.10	ohne somatische Symptome
F 32.11	mit somatischen Symptomen
F 32.2	schwere depressive Episode ohne psychotische Symptome
F 32.3	schwere depressive Episode mit psychotischen Symptomen

Tab. 2: Symptome (1–10) der depressiven Episode nach ICD-10

Kernsymptome:
(1) depressive Stimmung
(2) Verlust von Interesse oder Freude
(3) erhöhte Ermüdbarkeit

Weitere Symptome:
(4) verminderte Konzentration und Aufmerksamkeit
(5) vermindertes Selbstwertgefühl und Selbstvertrauen
(6) Schuldgefühle und Gefühle von Wertlosigkeit
(7) Änderung der psychomotorischen Aktivität mit Agitiertheit oder Hemmung
(8) wiederkehrende Gedanken an den Tod oder an Suizid oder suizidales Verhalten
(9) Schlafstörungen
(10) verminderter Appetit

Weitere häufige/typische Symptome einer depressiven Störung:
- Angstsymptome
- mangelnde Fähigkeit, auf eine freundliche Umgebung oder günstige Ereignisse emotional zu reagieren
- frühmorgendliches Erwachen, zwei oder mehr Stunden vor der gewohnten Zeit
- Morgentief
- negative und pessimistische Zukunftsperspektiven
- Schmerzen, wie Kopf-, Bauch- oder Nackenschmerzen
- Gewichtsverlust, häufig mehr als 5 % des Körpergewichts im vergangenen Monat
- deutlicher Libidoverlust

Diagnose einer depressiven Episode:
Depressive Stimmung, Verlust von Interesse oder Freude und erhöhte Ermüdbarkeit sind die typischen Symptome einer Depression. Zur Diagnose einer *leichten depressiven Episode* sind mindestens vier der in Tab. 2 genannten Symptome (1) bis (10), darunter mindestens zwei der Symptome (1) bis (3) vorhanden. Bei einer *mittelschweren Depression* sind mindestens sechs der Symptome (1) bis (10) vorhanden, darunter

mindestens zwei der Symptome (1) bis (3). Eine *schwere Depression* liegt bei Auftreten von mindestens acht der Symptome (1) bis (10) vor, wobei alle Symptome (1) bis (3) vorhanden sein müssen.

In der Pharmakotherapie dominierten bis Anfang der 90er Jahre die sogenannten trizyklischen Antidepressiva (TZA) wie Doxepin, Amitriptylin, Imipramin oder Desipramin. Einen Überblick zur Therapie mit diesen Substanzen geben die Übersichten von FAUST (1995), MÖLLER et al. (1989) und RUDOLF (1996).
Zur differentiellen Therapie mit diesen Substanzen gibt das eher klinisch orientierte, weniger durch wissenschaftliche Studien belegte Kielholz-Schema (MÖLLER et al., 1989) eine Orientierung, hierbei wurden die verschiedenen Substanzen entsprechend den Kriterien der psychomotorischen Aktivierung, Depressionslösung oder Sedierung bzw. anxiolytische Aspekte differenziert und unterschiedlichen depressiven Syndromen, wie z.B. dem gehemmt bzw. ängstlich agitiert depressiven Typ, zugeordnet.
In der praktischen Therapie mit diesen Substanzen wurden insbesondere Nebenwirkungen beschrieben, die sich auf die parasympatholytischen Effekte beziehen. In einer Übersicht wissenschaftlicher Studien von COOPER (1988) waren dies hauptsächlich Mundtrockenheit (bis zu 64,3 %), Müdigkeit (23 %), Schwindel und Obstipation (annähernd 25 %). Dieses typische Nebenwirkungsprofil führte häufig zu Therapieabbrüchen der Patienten, teilweise waren TZA auch relativ oder absolut kontraindiziert wie zum Beispiel bei schweren Herzrhythmusstörungen.
Dennoch konnte bei annähernd 70 % der früher als endogen klassifizierten depressiven Patienten mit diesen Substanzen (im Vergleich zu 35 % unter Placebo) innerhalb weniger Wochen eine ausreichende Besserung erreicht werden (MÖLLER et al., 1989).
Die Gruppe der Serotonin-Wiederaufnahmehemmer (SSRI) mit den Substanzen Citalopram, Fluoxetin, Fluvoxamin, Sertralin und Paroxetin wurde in den 80er, dann auch in den 90er Jahren in umfangreichen klinischen Studien auf Wirksamkeit sowohl im Vergleich zu Placebo wie auch zu anderen Substanzen aus der Gruppe der TZA geprüft.
MONTGOMERY (1995) faßt die Ergebnisse von Therapiestudien zusammen: Danach zeigte sich für die SSRI insgesamt eine den klassischen TZA vergleichbare Wirksamkeit bei dazu deutlich verbessertem Nebenwirkungsprofil und besserer Verträglichkeit.
Es konnten sogar Hinweise dafür gefunden werden, daß SSRI bei stärker ausgeprägten Depressionen möglicherweise noch effektiver wirken als die klassischen Substanzen. Hierbei bezog sich die Wirksamkeit sowohl auf die Kurzzeittherapie wie auf die Langzeittherapie bzw. Rezidivprophylaxe. Darüber hinaus konnten Beziehungen zwischen Wirkungsstärke und Dosierung festgestellt werden: Für Paroxetin beträgt danach die empfohlene Tagesdosierung 20 mg/die, mit der die meisten Patienten auskommen. Bei schwerer Depresssion kann eine Erhöhung der Tagesdosis auf bis zu 50 mg/die notwendig werden.
Hinsichtlich des Nebenwirkungsspektrums bzw. der Verträglichkeit ergibt sich im Vergleich zu den TZA, daß bei den SSRI wie Paroxetin andere Nebenwirkungen imponieren:
In den Studien zeigte sich als Hauptsymptom Übelkeit bei ca. 10 % der Patienten, wobei diese unerwünschte Wirkung besonders zu Beginn der Behandlung auftreten kann. Darüber hinaus werden sexuelle Funktionsstörungen, insbesondere bei Männern, beschrieben.
Die Vergleichsstudien zeigten insgesamt jedoch geringere Nebenwirkungsraten für Paroxetin gegenüber den klassischen Substanzen. Insbesondere wegen der para-

sympatholytischen Effekte der TZA und ihrer chinidinartigen (membranstabilisierenden) Wirkung ergeben sich unter anderem für ältere Patienten und kardiovaskuläre Risikopatienten, für Patienten mit einem Glaukom oder einer Prostatahypertrophie unter SSRI verbesserte Therapiemöglichkeiten. Weiterhin wird die zum Teil sehr ausgeprägte sedierende Wirkung vieler TZA von Patienten häufig nicht toleriert.

MONTGOMERY (1992) stellte fest, daß sich Paroxetin nicht nur bei sogenannten endogenen und reaktiven Depressionen, sondern auch bei mäßigen bis schweren depressiven Syndromen als effektiv erwies. Darüber hinaus zeigte sich unter Paroxetin rasch eine Verbesserung des Schlafes ohne Sedierung und Verschlechterung psychomotorischer Leistungen am Tage.

Bis zu einem Drittel der depressiven Patienten weisen Panikattacken auf, mehr als 60 % zeigen diffuse Angstsymptome und Agitation sowie hypochondrische Vorstellungen oder Depersonalisation (CLAYTON et al., 1991).

DUNNER und DUNBAR (1993) zeigten in einer Metaanalyse, bei der in 6wöchigen Therapiestudien Paroxetin (annähernd 3000 Patienten), TZA (über 1100 Patienten) und Placebo (über 500 Patienten) auf ihre Wirksamkeit hinsichtlich Depression und Angstsymptome verglichen wurden, daß Paroxetin bereits in der zweiten Therapiewoche begleitende Angstsymptome deutlich besser als die TZA reduzierte und nicht zu verstärkter Unruhe und Agitation führte. Es handelte sich dabei um Patienten mit Angstsymptomen unterhalb der Schwelle einer zu diagnostizierenden Angststörung. Angststörungen selbst verlaufen häufig komorbid, wobei dem späteren Auftreten depressiver Störungen eine besondere Bedeutung zukommt (BOERNER und MÖLLER, 1997). Häufig sehen Kliniker und Praktiker in der Sprechstunde Patienten, die sowohl über depressive Symptome wie auch Angstsymptome berichten und somit unter Umständen sogar zwei psychische Störungen gleichzeitig aufweisen. BOERNER und MÖLLER (1997) konnten in einer vergleichenden Literaturübersicht zeigen, daß bei Panikpatienten mit begleitender depressiver Störung die Wirksamkeit von Imipramin und insbesondere von Paroxetin besonders gut belegt ist.

Ingesamt kann zur Indikation von Paroxetin bei depressiver Störungen gesagt werden, daß durch diese Substanz die Therapiemöglichkeiten unter dem Gesichtspunkt des günstigeren Nebenwirkungsprofils und der Behandlung bei Komorbidität deutlich verbessert werden können.

1.2 Angststörungen

Im Vergleich zur ICD-9 mit der Hauptdiagnose der sogenannten Angstneurose werden Angststörungen in der ICD-10 entsprechend den mittlerweile vorliegenden Befunden zu unterschiedlichen Krankheitsbildern und Verläufen deutlicher differenziert. Neben der generalisierten Angststörung (GAS), der Agoraphobie und der sozialen Phobie spielt die Panikstörung eine wesentliche Rolle (siehe dazu Tab. 3).

Tab. 3: Klassifikation der Angststörungen nach ICD-10

F 40.0	Agoraphobie
F 40.00	ohne Panikstörung
F 40.01	mit Panikstörung
F 40.1	Soziale Phobie
F 40.2	Spezifische (isolierte) Phobie
F 41.0	Panikstörung (episodisch, paroxysmale Angst)
F 41.1	Generalisierte Angststörung
F 41.2	Angst und depressive Störung gemischt

Tab. 4: Typische Symptome einer Panikattacke nach ICD-10

(1)	Herzklopfen, Herzrasen, unregelmäßiger Herzschlag
(2)	Schweißausbrüche
(3)	Zittern oder Beben
(4)	Mundtrockenheit
(5)	Atembeschwerden
(6)	Beklemmungsgefühle
(7)	Schmerzen oder Mißempfindungen in der Brust
(8)	Übelkeit oder Oberbauchbeschwerden
(9)	Schwindelgefühle, Unsicherheit, Ohnmacht
(10)	Gefühle der Unwirklichkeit und Fremdheit der Dinge oder ein Gefühl, sich von seinem eigenen Körper oder von Teilen des Körpers zu lösen
(11)	Angst, verrückt zu werden oder die Kontrolle zu verlieren
(12)	Angst zu sterben
(13)	Hitzewallungen oder Kälteschauer
(14)	Gefühllosigkeit, Kribbeln oder Taubheit in Körperteilen

Diagnosekriterien der Panikstörung:
Wesentliche Kennzeichen sind wiederkehrende schwere Angstattacken (Panikattacken), die sich nicht auf eine spezifische Situation oder besondere Umstände beschränken, deshalb auch nicht vorhersehbar sind. Eine Panikattacke liegt dann vor, wenn mindestens vier der in Tab. 4 genannten Symptome (1) bis (14), darunter mindestens ein Symptom aus (1) bis (4) auftreten. Angstanfälle dauern meist nur Minuten, manchmal auch länger. Häufigkeit und Verlauf der Störung sind ziemlich unterschiedlich. Patienten erleben in einer Panikattacke häufig vegetative Symptome, was zu einem meist fluchtartigen Verlassen des Ortes führt. Kommt dies in einer besonderen Situation vor, z.B. in einem Bus oder einer Menschenmenge, so wird der Patient möglicherweise in Zukunft diese Situation meiden. Auf ähnliche Weise können häufige und unvorhergesehene Panikattacken Angst vor dem Alleinsein oder vor öffentlichen Plätzen hervorrufen (Agoraphobie). Einer Panikattacke folgt meist die ständige Furcht vor einer erneuten Attacke.

Eine Panikstörung liegt dann vor, wenn nach einer Panikattacke im Verlauf eines Monats eine beständige Furcht vor einer neuen Attacke entsteht bzw. vier Attacken in einem Monat auftreten. Voraussetzung für eine Diagnosestellung ist der Ausschluß einer organischen Ätiologie (z.B. Mitralklappenprolaps, Hyperthyreose, Anginapectoris-Anfall, hypertensive Krise etc.).

Insgesamt gilt für die Angststörungen, daß sie neben den Suchterkrankungen vermutlich die zweithäufigste psychiatrische Diagnosegruppe darstellen (KASPER und MÖLLER, 1995).
Patienten mit Angststörungen konsultieren vorrangig praktische Ärzte bzw. Allgemeinmediziner, in selteneren Fällen Psychiater und Nervenärzte. Mangels differenzierter Diagnosekriterien sowie therapeutischer Konzepte werden Angsterkrankungen meist nicht rechtzeitig erkannt und behandelt, was die häufige Chronifizierung dieser Störung teilweise erklärt.
Die Panikstörung stellt eine wichtige Angsterkrankung dar, deren Lebenszeitprävalenz auf bis zu 3 % geschätzt wird. Charakteristisch bei dieser Krankheit ist das Auftreten sogenannter Panikattacken mit relativ kurz bis maximal eine Stunde andauernden Symptomen wie Herzrasen, Unruhe, Zittern, Schwitzen, die operational definiert sind. Ein wichtiges Merkmal ist, daß diese Panikattacken in bis zu 80 % der Fälle nicht situativ auftreten, sondern sich „aus heiterem Himmel", für die Patienten unvorhersehbar, einstellen. Panikattacken sind nosologisch unspezifisch und können sowohl bei depressiven Syndromen als auch bei körperlichen Erkrankungen wie beispielsweise einer Hyperthyreose auftreten. Daher ist vor der Diagnose einer Panikstörung eine umfassende organische Abklärung zur differentialdiagnostischen Bewertung anderer Symptome erforderlich.
In den letzten Jahren konnten aufgrund zahlreicher empirischer Studien in der Therapie der Panikstörung gut evaluierte medikamentöse wie auch psychotherapeutische Verfahren, insbesondere aus dem Bereich der Verhaltenstherapie (VT), entwickelt werden (BOERNER et al., 1997). Für die Pharmakotherapie dieser Störung stehen unterschiedliche Substanzen zur Verfügung wie Clomipramin, Alprazolam und – seit neuerer Zeit – auch Paroxetin. Diese Substanzen sind in der Indikation Panikstörung zugelassen.
Weiterhin ist auch die Wirksamkeit einiger für die Indikation der Panikstörung nicht zugelassener Antidepressiva belegt, insbesondere für das in wissenschaftlich kontrollierten Studien gut untersuchte Trizyklikum Imipramin sowie für die SSRI Fluoxetin und Fluvoxamin.
BOERNER und MÖLLER (1996) legen in ihrem Überblick zu Standards der Pharmakotherapie dar, daß insbesondere für Imipramin, Clomipramin, Paroxetin und Fluvoxamin sowie Alprazolam aufgrund von Effektivitätsnachweisen in kontrollierten Therapiestudien eine sehr gute Wirksamkeit belegt ist. Einen Überblick hierzu gibt Tab. 5.

Aufgrund vieler ungerechtfertigter Vorbehalte und Vorurteile hinsichtlich einer Pharmakotherapie, wie etwa Angst vor Abhängigkeit und Gewöhnung oder die Vorstellung, daß nur symptomatisch und nicht kausal behandelt wird, kommen diese schon verfügbaren effektiven pharmako-therapeutischen Ansätze in der klinischen Praxis und Versorgung der Panikpatienten leider viel zu wenig zum Einsatz. Neben den mehr ideologisch geprägten Vorurteilen hinsichtlich des Einsatzes von Psychopharmaka bei Angststörungen ist dafür auch die geringe Kenntnis der heute schon formulierbaren pharmakologischen Therapiestandards verantwortlich zu machen. Es ist jedoch aufgrund wissenschaftlicher Studienergebnisse wie auch klinischer Erfahrung belegt, daß eine Pharmakotherapie mit einer der obengenannten Substanzen eine schnelle, zielgerichtete und kausale, gut verfügbare und auch langfristig effektive sowie kostengünstige Therapie ermöglicht und insbesondere unter dem Aspekt

Tab. 5: Wirksamkeit von unterschiedlichen Substanzen in der Therapie der Panikstörung (BOERNER und MÖLLER, 1996)

Substanzgruppen	Wirksamkeitsnachweis
TZA	
– Imipramin	+++
– Clomipramin	++
– Doxepin	+
Benzodiazepine	
– Alprazolam	+++
– Diazepam, Clonazepam u. Bromazepam	+
SSRI	
– Paroxetin	+++
– Fluvoxamin	++
– Fluoxetin	+
MAO-Hemmer	
– Phenelzin	+
– Moclobemid	+
Andere Substanzen	
– Beta-Blocker	0
– Valproat	0
– Lithium	0

Legende: Grad der Wirksamkeit auf der Basis wissenschaftlicher Studien und klinischer Erfahrung. (+++ = sehr gut, ++ = gut, + = gering, 0 = kein)

der allgemeinen Verfügbarkeit in der allgemeinärztlichen Versorgung positiv genutzt werden könnte.

Im Vergleich zu den schon seit den 60er Jahren in der Wirksamkeit belegten TZA, insbesondere Imipramin, aber auch Clomipramin, sind SSRI wie Paroxetin und Fluvoxamin in den 90er Jahren in zahlreichen wissenschaftlichen Therapiestudien untersucht worden.

BOERNER und MÖLLER (1997) beurteilen die Bedeutung der SSRI in der Paniktherapie positiv: Insbesondere für Paroxetin konnte im Vergleich zu Clomipramin oder Placebo belegt werden, daß bei einer Dosierung von 40 bis 60 mg/die schon innerhalb weniger Wochen eine deutliche Symptombesserung sowohl im Hinblick auf die Anzahl der Panikattacken wie auch in der agoraphobischen Symptomatik eintrat. Vereinzelt wurde für Paroxetin auch ein früherer Wirkungseintritt als für Clomipramin nachgewiesen. Eine Vollremission hinsichtlich der Anzahl von Panikattacken konnte in den zumeist 12wöchigen Studien bei bis zu 50 % der Fälle erreicht werden, in einer Langzeittherapiestudie waren es annähernd 80 %.

Hinsichtlich des Nebenwirkungsprofils und der Verträglichkeit von Paroxetin im Vergleich zu Clomipramin zeigte sich bei Paroxetin ein günstigeres Nebenwirkungsprofil. Unter Paroxetin kam es am häufigsten zu abnormer Ejakulation (15 %) und Schwitzen (7 %), unter Clomipramin waren die häufigsten Nebenwirkungen abnorme Ejakulation (15 %), Mundtrockenheit (7 %), Schwitzen (6 %), Übelkeit (6 %), Schläfrigkeit (4 %), orthostatische Hypotension (4 %) und Libidostörungen (3 %). Die Übelkeit spielte bei Paroxetin fast keine Rolle (1 %).

Bei der Kombination von Paroxetin mit psychotherapeutischen Verfahren (hier VT) fanden sich deutlich additive Effekte. So waren in einer Studie (OEHRBERG et al., 1995) nach 12 Wochen 33 % der mit Paroxetin und VT behandelten Patienten frei von Panikattacken im Vergleich zu 14 % unter Placebo und VT, dieser Unterschied war auf dem 5%-Niveau signifikant. Das Kriterium einer 50 %igen Reduktion der Panikattacken erreichten 79 % der Patienten unter Paroxetin und VT im Vergleich zu 47 % unter Placebo (Signifikanz-Niveau 1 %).

Unter dem Aspekt der besonders häufigen Komorbidität von Panikpatienten konnte BOERNER (1997) in einer Kasuistik nachweisen, daß auch unter einer Monotherapie mit Paroxetin bei einer Patientin mit einer ausgeprägten, chronifizierten Panikstörung mit Agoraphobie und Alkoholabhängigkeit innerhalb weniger Wochen eine Vollremission der Symptomatik erreicht wurde, die sich auch im Follow-up von mehreren Monaten als stabil erwies.

Zusammenfassend kann festgestellt werden, daß Paroxetin unter dem Aspekt der Effektivität, des frühen Wirkungseintritts, des anderen und auch günstigeren Nebenwirkungsspektrums sowie der additiven Effekte mit psychotherapeutischen Ansätzen in der Paniktherapie eine deutliche Verbesserung der Beschwerden erreicht hat.

1.3 Zwangsstörungen

Ein Zwang liegt vor, wenn sich Denkinhalte oder Handlungsimpulse immer wieder aufdrängen und nicht unterdrückt bzw. verdrängt werden können, obwohl erkannt wird, daß sie unsinnig und grundlos sind. Wenn die Patienten diesem Impuls nicht nachkommen, entwickelt sich eine massive körperliche Angst mit einer Reihe von Begleitsymptomen. Neben Zwangsgedanken und Zwangsvorstellungen werden Zwangsantriebe und -impulse bzw. Zwangsverhalten und -handlungen unterschieden.

Nach RUDOLF (1996) sind auf der Grundlage der polyätiologischen Konzepte der Angststörungen unterschiedliche Therapieansätze möglich, die sich sowohl in wissenschaftlichen Studien sowie klinisch bewährt haben:

Von den psychotherapeutischen Verfahren kommt der VT (HAND, 1993) eine große Bedeutung zu. Diese Therapieform gilt aufgrund des Effektivitätsnachweises als psychotherapeutische Methode der ersten Wahl. Von seiten der Pharmakotherapie ist die Wirksamkeit von Antidepressiva, die überwiegend oder selektiv in den Serotonin-Stoffwechsel eingreifen, durch zahlreiche internationale Studien nachgewiesen. Als Medikament der ersten Wahl galt bisher Clomipramin; für diese Substanz konnte nachgewiesen werden, daß unter einer Dosierung von bis zu 300 mg/die in einem Zeitraum von 10 bis 12 Wochen mit einer Therapie-Response gerechnet werden kann.

Tab. 6: Diagnose der Zwangsstörung (F 42) nach ICD-10

> Diagnostische Leitlinien: Für eine eindeutige Diagnose sollen wenigstens 2 Wochen lang an den meisten Tagen Zwangsgedanken oder -handlungen oder beides nachweisbar sein; sie müssen quälend sein oder die normalen Aktivitäten stören.
> Die Zwangssymptome müssen folgende Merkmale aufweisen:
> - Sie müssen als eigene Gedanken oder Impulse für den Patienten erkennbar sein.
> - Wenigstens einem der genannten Zwänge oder einer Handlung muß noch, wenn auch erfolglos, Widerstand geleistet werden, selbst wenn sich der Patient gegen andere nicht länger wehrt.
> - Der Gedanke oder die Handlungsausführung an sich dürfen nicht angenehm sein (einfache Erleichterung von Spannung und Angst wird nicht als angenehm in diesem Sinne betrachtet).
> - Die Gedanken, Vorstellungen oder Impulse müssen sich in unangenehmer Weise wiederholen.

Bei den SSRI liegen ausreichende Wirksamkeitsnachweise insbesondere für Paroxetin vor (ZOHAR und JUDGE, 1996), das in dieser Therapieindikation zugelassen ist. Daneben bestehen Wirksamkeitsnachweise für Fluoxetin und Fluvoxamin in wissenschaftlich kontrollierten Therapiestudien (OSTERHEIDER, 1995). Für diese Substanzen gilt, daß mit einer im Vergleich zur Therapie von depressiven Störungen höheren Dosierung, so für Paroxetin bei 40 bis 60 mg/die, in einem Zeitraum von 10 bis 12 Wochen ebenfalls eine Therapie-Response, zumindest aber eine Besserung der Symptomatik erreicht werden kann.
Im Vergleich zu den depressiven Störungen ist aber bei der Zwangsstörung davon auszugehen, daß eine längerfristige, mehrmonatige und unter Umständen jahrelange Pharmakotherapie erforderlich ist. Insgesamt muß auch mit deutlich geringeren Remissionsraten bzw. einer höheren Tendenz zur Chronifizierung gerechnet werden. Von daher sind die Therapieerwartungen sowohl für die Pharmakotherapie als auch für die VT im Vergleich zu anderen Störungen zu relativieren. In der Therapie der Zwangsstörung gilt die Kombination von Verhaltenstherapie und Pharmakotherapie mittlerweile als Therapiestandard.
Durch die Zulassung von Paroxetin zur Behandlung der Zwangsstörung wurde das therapeutische Spektrum zur Behandlung dieser Störung verbessert. Mit Paroxetin steht jetzt im Vergleich zu Clomipramin eine nebenwirkungsärmere Therapiealternative zur Verfügung.

2. Kasuistiken

2.1 Depressive Störungen

Fallbeispiel 1: 44jährige Sekretärin, ledig

> ***Diagnose:***
> Chronifizierte schwere depressive Episode ohne psychotische Symptome (ICD-10: F 32.2).

Psychiatrische Vorgeschichte:
16 Monate vor stationärer Aufnahme stellte sich bei der Patientin nach dem Tod ihrer Mutter, die für sie eine enge Bezugs- und Vertrauensperson war, eine zunehmende depressive Symptomatik ein. Eine ambulante Therapie mit Amitriptylin und Amitriptylinoxid in ausreichender Dosierung und Dauer sowie pflanzlichen antidepressiv wirkenden Substanzen blieb ohne Erfolg. Die Patientin zeigte zunehmend eine ausgeprägt depressive Stimmung, verbunden mit mangelnder Belastungs- und Leistungsfähigkeit, Wein- und Grübelneigung, Angst und Beklemmungsgefühl, Interesseneinengung und Schlafstörungen. Darüber hinaus beklagte sie einen Gewichtsverlust von über 10 kg. Die Patientin mußte sich zum Essen zwingen und litt an starker Inappetenz. Zudem verspürte sie eine zunehmende körperliche Schwäche. Die Patientin fühlte sich am Tod der Mutter schuldig, weil sie in der Sterbestunde nicht bei ihr sein konnte. Die Folge davon war ein starkes Verlusterleben, verbunden mit einem Gefühl der Leere und Unausgeglichenheit. Zeitweise traten Suizidgedanken auf.
Eine ausführliche organ-medizinische und internistische Abklärung erbrachte keinen pathologischen Befund.

Psychopathologischer Befund bei stationärer Aufnahme:
Es wurde eine ausgeprägte depressive Stimmung festgestellt, verbunden mit psychomotorischer Unruhe, Angstgefühlen, Grübel- und Weinneigung, Rat- und Hilflosigkeit, Resignation und Verzweiflung. Daneben bestand eine erhebliche Antriebsminderung, eine Elan- und Schwunglosigkeit. Im inhaltlichen Denken dominierten Minderwertigkeitsgefühle, Versagens- und Insuffizienzerleben. Geplagt von Selbstvorwürfen, reagierte die Patientin mit Schuldgefühlen. Das Denken war formal geordnet, jedoch deutlich verlangsamt mit erheblicher Grübelneigung. Daneben bestanden Konzentrationsstörungen. Es gab keinen Hinweis auf paranoides Erleben, Ich- oder Wahrnehmungsstörungen. Es bestand latente Suizidalität bei Krankheits- und Behandlungseinsicht.

Therapie:
Die Patientin wurde während des stationären Aufenthaltes zunächst auf Maprotilin (bis 150 mg/die) eingestellt. Begleitend wurde eine psychotherapeutisch orientierte Gruppenbehandlung begonnen. Unter dieser Therapie blieb die Patientin stark be-

schwerdefixiert, hatte große Eßprobleme, nahm kaum an Gewicht zu, verhielt sich passiv und wenig engagiert in den Gruppenbehandlungen. Sie klagte immer wieder über erhebliche medikamentöse Nebenwirkungen wie Unruhe, Zittern und Schweißausbrüche. Nach 3wöchiger Behandlung wurde die Patientin auf Paroxetin bis zu 40 mg/die umgestellt. Etwa 3 Wochen später stellte sich eine zunehmende Verbesserung der depressiven Stimmung ein, die Patientin wirkte lockerer, entspannter und entkrampfter. Sie interessierte sich wieder vermehrt für ihre Umwelt, zeigte sich zuversichtlich und optimistisch bezüglich der Bewältigung des häuslichen Alltags. Die Medikation wurde problemlos vertragen, so daß die Patientin nach weiteren 6 Wochen fast vollständig symptomfrei in ambulante Behandlung entlassen werden konnte.

Kommentar:
Bei der Patientin bestand eine protrahierte Trauerreaktion nach dem Tod der Mutter. Aufgrund des Ausmaßes der depressiven Symptomatik konnte von einer prolongierten schweren depressiven Episode ausgegangen werden, bei der ein ambulanter Therapieversuch mit Amitriptylin sowie Amitriptylinoxid erfolglos blieb. Auch pflanzliche Präparate sind bei derart ausgeprägten depressiven Syndromen nicht wirksam. Unter Umständen wäre aber durch einen Wechsel auf Paroxetin schon unter ambulanten Bedingungen eine Besserung erreicht worden. Die stationäre Aufnahme erfolgte aufgrund des intensiven Leidensdrucks und des Ausprägungsgrades der Symptomatik.
Unter dem Tetrazyklikum Maprotilin stellte sich trotz ausreichender Dosierung über einen hinreichend langen Zeitraum kein Therapieerfolg ein, darüber hinaus wurden ausgeprägte Nebenwirkungen beobachtet. Erst unter Paroxetin konnte eine fast vollständige Symptomremission erreicht werden, wobei über therapiebedingte Nebenwirkungen nicht berichtet wurde.

Fallbeispiel 2:   63jährige Patientin, verheiratet

Diagnose:
Schwere depressive Episode bei bekannter chronisch-ischämischer Herzerkrankung (ICD-10: F 32.2)

Psychiatrische Vorgeschichte:
Bei der Patientin bestand eine jahrzehntelange obstruktive Kardiomyopathie bei Zustand nach akutem Myokardinfarkt. Sechs Monate vor der stationären Aufnahme begann sich bei der Patientin eine zunehmende depressive Symptomatik mit körperlicher Schwäche, Elan- und Schwunglosigkeit, Antriebsminderung, Appetit- und Gewichtsverlust (6 kg) einzustellen. Die Beschwerdesymptomatik wurde zunächst auf die kardiale Grunderkrankung zurückgeführt. Eine stationäre Behandlung in einer Klinik für Innere Medizin erbrachte bis auf eine bekannte Cholezystolithiasis keine neuen Erkenntnisse. Ein ambulanter Therapieversuch mit Trimipramin (75 mg/die) blieb auch nach Wochen erfolglos.

Psychopathologischer Befund bei stationärer Aufnahme:
Die Patientin war bewußtseinsklar und in allen Qualitäten orientiert. Ihre mangelnde Kontakt- und Kooperationsbereitschaft ließ nur zögerlich einen interpersonellen Kon-

takt zustande kommen. Psychomotorisch war eine starke Verlangsamung und Hemmung bei der Patientin zu beobachten. Ihre Stimmung war ausgeprägt depressiv, resigniert und verzweifelt, klagsam jammernd. Die Patientin wirkte gequält, rat- und hilflos. Es bestand eine ausgeprägte Antriebsminderung mit Schwunglosigkeit. Mimik und Gestik erschienen starr. Im inhaltlichen Denken imponierte das depressive Erleben, die Sorge um die Zukunft sowie die eigene Hoffnungslosigkeit. Hinweise für Ich-Störungen, Wahrnehmungsstörungen oder Halluzinationen ergaben sich nicht. Psychovegetativ wurde über deutliche Ein- und Durchschlafstörungen bei verminderter Schlafdauer sowie über einen erheblichen Gewichtsverlust berichtet. Es bestand Krankheitsgefühl und Krankheitseinsicht, aber keine akute Suizidalität.

Therapie:
Zunächst wurde unter Beibehaltung der zahlreichen Internistika eine 3wöchige Therapie mit Amitriptylinoxid in einer Dosierung bis 90 mg/die unter EKG-Kontrolle durchgeführt. Hierunter kam es zu keiner deutlichen Verbesserung der depressiven Symptomatik, die Patientin klagte statt dessen über Herzrasen, Schweißausbrüche und Unruhegefühle. Bei einer Umstellung auf Paroxetin in einer Dosierung von 40 mg/die besserte sich die depressive Symptomatik innerhalb von 3 Wochen deutlich: Aktivität und Belastungsfähigkeit nahmen zu, so daß die Patientin nach weiteren 2 Wochen in ambulante Behandlung entlassen werden konnte.

Kommentar:
Bei dieser Patientin trat im höheren Lebensalter erstmals eine depressive Störung auf, die nicht durch internistische bzw. kardiale Probleme erklärt werden konnte. Aufgrund dieser kardialen Symptomatik war jedoch eine Therapie mit TZA risikoreich. So ist die die schrittweise Erhöhung auf eine Erhaltungsdosis gerade unter ambulanten Bedingungen häufig schwierig und nur unter EKG-Kontrollen möglich. Auch bei dieser Patientin wurde weder ambulant noch in der ersten Phase der stationären Behandlung eine befriedigende Dosierung mit den entsprechend gewählten Substanzen erreicht. Aufgrund der mangelnden Therapie-Response und der berichteten Nebenwirkungen erschien eine Umstellung auf ein SSRI geboten. Dieser Fallbericht belegt, daß bei älteren Patienten, insbesondere mit kardialer Vorschädigung, in erster Linie SSRI induziert sind.

Fallbeispiel 3:   60jährige Patientin, verheiratet

Diagnose:
Ängstlich depressives Syndrom im Rahmen einer schweren depressiven Episode ohne psychotische Symptome (ICD-10: F 32.2)

Psychiatrische Vorgeschichte:
Bei der Patientin entwickelte sich 5 Monate vor stationärer Aufnahme ohne erkennbaren Anlaß ein ängstlich-phobisch depressives Syndrom: Insbesondere die Angst, daß ihr etwas Ernsthaftes zustoßen könne, die Angst aus dem Schlaf nicht wieder zu erwachen und die Angst zu sterben, standen im Mittelpunkt des Erlebens. Daneben berichtete die Patientin über ein Kloßgefühl im Hals, Beklemmungs- und Engegefühle, Verkrampfung und Verspannungen sowie Inappetenz und Gewichtsverlust. Über diese Symptomatik war die Patientin sehr deprimiert und verzagt und grübelte viel.

Zunehmend stellte sich eine traurige Bedrücktheit und ein deutlicher sozialer Rückzug ein. Organmedizinisch ergaben sich keinerlei Hinweise auf eine somatische Ursache dieser Symptomatik. Eine ambulante Behandlung beim Hausarzt mit Opipramol (100 mg/die) sowie Trimipramin (75 mg/die) erbrachte über Wochen keine Besserung der Symptomatik, so daß eine stationäre Aufnahme veranlaßt wurde.

Psychopathologischer Befund bei stationärer Aufnahme:
Die freundlich zugewandte Patientin war bewußtseinsklar und in allen Qualitäten orientiert. Im Vordergrund stand eine ausgeprägte psychomotorische Unruhe und Gespanntheit. Die Stimmung war gedrückt, resigniert und verzweifelt, jedoch noch auflockerbar. Im inhaltlichen Denken dominierten ausgeprägte Erstickungs- und Todesängste sowie die oben geschilderten diffusen körperlichen Mißempfindungen und Beschwerden. Das Denken war geordnet, jedoch auf diese Thematik eingeengt. Es gab keine Anhaltspunkte für Halluzinationen, Ich- oder Wahrnehmungsstörungen sowie paranoides Erleben. Die Patientin zeigte Krankheitsgefühl, Krankheitseinsicht und Behandlungsbereitschaft. Suizidalität war latent gegeben.

Therapie:
Die Patientin wurde auf Paroxetin (40 mg/die) eingestellt und zusätzlich in eine psychotherapeutisch orientierte Gruppenbehandlung einbezogen. Bereits nach 14 Tagen war eine deutliche Befindlichkeitsbesserung festzustellen: Die Patientin negierte jegliche Ängste und Befürchtungen, wirkte stimmungsmäßig deutlich gebessert, war kontaktfreudig, schließlich angstfrei und ausgeglichen. Auch unter ersten Belastungen, Beurlaubungen nach Hause sowie gesteigerten Anforderungen blieb der symptomfreie Zustand stabil, in der Gruppentherapie beteiligte sich die Patientin rege. Bis auf eine leichte Müdigkeit zu Beginn der Therapie traten unter der Behandlung keinerlei Nebenwirkungen auf; die Patientin konnte nahezu symptomfrei in ambulante Behandlung entlassen werden.

Kommentar:
Bei dieser Patientin ist die diagnostische Bewertung der Symptomatik zunächst schwierig. Bei den ausgeprägten phobischen Ängsten sowie diffusen körperlichen Mißempfindungen muß differentialdiagnostisch an eine generalisierte Angststörung (ICD-10: F 41.1) gedacht werden, in deren Folge häufig depressive Symptome auftreten. Die genauere Anamnese ergab jedoch einen relativ zeitgleichen Beginn von körperlicher Mißempfindung und depressiver Stimmung. Bei der sogenannten somatisierten Depression ist jedoch klinisch häufig zu beobachten, daß Patienten ausschließlich eine körperliche Symptomatik beschreiben und nicht die Depression als Problem benennen. Die Gesamtentwicklung spricht aber eher für eine depressive Störung nach ICD-10. Wäre eine GAS (generalisierte Angststörung) angenommen worden, hätte eine Therapie mit Benzodiazepinen, TZA wie Imipramin und Doxepin, bzw. Buspiron empfohlen werden können.
Dieser Fallbericht belegt, daß eine Therapie mit Paroxetin, wie im theoretischen Teil dargelegt, auch bei einer Depression mit ausgeprägt ängstlicher Begleitsymptomatik effektiv sein kann. Die sehr früh begonnene psychotherapeutische Behandlung birgt die Gefahr in sich, die Patienten zu überfordern und unter Umständen die depressive Symptomatik zu verstärken, was im vorliegenden Fall jedoch kein Problem darstellte. Festzustellen bleibt, daß die Patientin innerhalb kürzester Zeit symptomfrei entlassen wurde.

Fallbeispiel 4: 33jährige Verwaltungsangestellte, verheiratet, 2 Kinder, jetzt Hausfrau

> *Diagnosen:*
> Mittelgradige depressive Episode mit somatischen Symptomen (ICD-10: F 32.2)
> Herzphobie, somatoforme autonome Funktionsstörung des kardiovaskulären Systems (ICD-10: F 45.30)

Psychiatrische Vorgeschichte:
Bei der Patientin wurde im 19. Lebensjahr ein operativer Ersatz der Aortenklappe im Herzzentrum München vorgenommen.
Nachdem in der Nachbarschaft eine jüngere Frau an einem Herzinfarkt gestorben war, wuchs die Besorgnis der inzwischen 29jährigen Patientin, daß mit dem eigenen Herzen etwas nicht stimmen könnte. Nächtlich auftretendes, anfallsweises Herzklopfen führte zum Aufschrecken in der Nacht sowie zu panikartigen Ängsten, das Herz könne stehenbleiben. Intensive kardiale Abklärungen erbrachten jedoch keinen pathologischen Befund. Ein Jahr vor Klinikaufnahme kam es im Rahmen einer Überforderungssituation, die durch eine gleichzeitige hausfrauliche Tätigkeit und die Halbtagsbeschäftigung bei einer Speditionsfirma bedingt war, zu einer depressiven Symptomatik mit Antriebsverarmung, Ein- und Durchschlafstörungen und depressiver Verstimmung ohne Hinweis auf Tagesschwankungen. Gleichzeitig verstärkten sich die Sorgen hinsichtlich der Herzfunktion. Die Patientin verspürte zunehmend Angst- und Unruhegefühle im Bereich der Herzgegend, schließlich am ganzen Körper. Kurz vor Aufnahme entwickelten sich Herzstechen, Zittern, innere Unruhe sowie das Gefühl, den Anforderungen des Alltags nicht mehr gerecht zu werden. Die Patientin gab an, es würde ihr alles zuviel, sie fühle sich nicht mehr belastbar. Konflikthafte Lebenssituationen wurden verneint.

Psychopathologischer Befund bei stationärer Aufnahme:
Die Patientin war bewußtseinsklar, in allen Qualitäten orientiert und vom äußeren Erscheinungsbild gepflegt. Im Gespräch zeigte sie sich offen und zugewandt. Sie berichtete ausführlich über ihre Beschwerden. Mimik und Gestik wirkten lebhaft mit gesteigertem Redefluß. Sie war formal geordnet, es gab keinen Hinweis für inhaltliche Denkstörungen. Der Antrieb erschien unauffällig. Die Stimmung wirkte gedrückt, traurig, die Patientin brach bei der Exploration in Tränen aus. Mnestische und kognitive Funktionen waren unauffällig. Die Patientin äußerte die Befürchtung, daß etwas mit dem Herz nicht in Ordnung sei, und war der Überzeugung, daß bei den Voruntersuchungen unter Umständen etwas übersehen worden wäre. Hinweise für paranoides Erleben, Ich- oder Wahrnehmungsstörungen fanden sich nicht. Die Primärpersönlichkeit wurde am ehesten als selbstunsicher und zwanghaft eingestuft. Es gab keinen Hinweis für akute Suizidalität.

Therapie:
Die organmedizinische Untersuchung einschließlich EKG, EEG, Labor, Computertomogramm ergab keinen pathologischen Befund. Die Patientin wurde mit Paroxetin (20 mg/die) sowie einer analytisch orientierten Gesprächstherapie behandelt: Das konflikthafte Verhältnis zu den Schwiegereltern, die den Nachmittag im Haushalt der Patientin verbrachten und bei der Betreuung der Kinder mithalfen, wurde von der Patientin als Belastung erlebt, da sie sich von den Schwiegereltern zu sehr kontrolliert fühlte. Dies war der Patientin jedoch zunächst nicht bewußt. Interpretiert wurde,

daß die innerlich gehegten Aggressionen gegen die Schwiegereltern von dem strengen Über-Ich der Patientin abgewehrt und auf die körperliche Ebene verlagert wurden.
Unter dieser Kombinationstherapie konnte die Patientin innerhalb von 6 Wochen schließlich symptomfrei in ambulante Behandlung entlassen werden.

Kommentar:
Die Entwicklung der herzphobischen Symptomatik (ICD-10: F 45.30) ist bei der Patientin vor dem Hintergrund einer Konfliktdynamik zu verstehen und einzuordnen, die depressive Symptomatik entwickelte sich als Folgereaktion.
Bei stationärer Aufnahme stand sowohl die depressive als auch die Angstsymptomatik im Vordergrund. Die Wirksamkeit von Paroxetin ist sowohl in der Behandlung von depressiven Störungen als auch bei Panikattacken und phobischem Erleben belegt. Nach Wirkungseintritt der Pharmakotherapie war die Patientin in der Lage, sich mit der Konfliktdynamik ihrer herzphobischen Symptomatik im Rahmen der Gesprächspsychotherapie adäquat auseinanderzusetzen.
Die Kürze der stationären Behandlung und deren Erfolg spricht für sich. Möglicherweise wäre auch eine ambulante Therapie mit diesem Regime erfolgreich gewesen.

Fallbeispiel 5:   62jährige Witwe eines hohen Gerichtsbeamten

Diagnose:
Bipolare affektive Störung, gegenwärtig schwere depressive Episode ohne psychotische Symptome (ICD-10: F 31.4)

Psychiatrische Vorgeschichte:
Bei der Patientin kam es ein Jahr vor der stationären Aufnahme zu einem manischen Syndrom: Ohne erkennbaren psychosozialen Anlaß war die Patientin plötzlich sehr aufgeregt, konnte nicht mehr schlafen, gab sehr viel Geld aus, nahm unbegründet sexuelle Kontakte auf, die ihr später leid taten. Von der Umwelt wurde ihr Verhalten als überdreht und krankhaft interpretiert und ihr angeraten, den Nervenarzt aufzusuchen, was die Patientin jedoch nicht tat. Nach insgesamt 3 Monaten klang die manische Symptomatik dann ohne Behandlung von selbst ab, und die Patientin fühlte sich kurzzeitig wieder gesund. Im Herbst stellte sich dann eine Kraftlosigkeit ein, darüber hinaus plagte sie die Reue über die Geldausgaben, und sie machte sich Vorwürfe. Es entwickelten sich Ein- und Durchschlafstörungen mit verminderter Schlafdauer, Lustlosigkeit, Freudlosigkeit. Sie verlor deutlich an Gewicht (8 kg), fühlte sich anfällig für Infekte. Zahlreiche ärztliche Konsultationen (ambulant) erbrachten keinen krankhaften somatischen Befund.
Familienanamnestisch ist erwähnenswert, daß sich der Bruder der Patientin wegen Depressionen erhängte.

Psychopathologischer Befund bei stationärer Aufnahme:
Es zeigte sich eine bewußtseinsklare, allseits orientierte, altersentsprechende Patientin. Im Affekt schwer deprimiert, war sie affektiv starr, ein interpersonaler Kontakt war kaum herzustellen. Bei ausgeprägter Grübelneigung, schweren Beeinträchtigungen der Konzentration und des Gedächtnisses imponierte inhaltlich eine Hoffnungslosigkeit hinsichtlich der Zukunft sowie das Erleben einer schweren Entscheidungs-

unfähigkeit im Sinne von Ambivalenz und Ambitendenz. Bei klinischer Untersuchung zeigten sich deutliche mnestische Störungen. Hinweise auf paranoides Erleben, Ich- oder Wahrnehmungsstörungen bestanden nicht. Die Psychomotorik wirkte deutlich verarmt, Gestik und Mimik waren starr. Neben Krankheitsgefühl, Krankheitseinsicht und Behandlungsbereitschaft bestanden latent Suizidgedanken.

Therapie und Verlauf:
Bei der umfangreichen organmedizinischen Abklärung einschließlich EKG, EEG, Röntgen-Thorax, CCT, MRT sowie Vitamin- und Hormonuntersuchung fand sich kein pathologischer Befund.
Unter Paroxetin 20 mg/die beklagte die Patientin in den ersten 2 Wochen eine leichte Übelkeit sowie massive Appetitlosigkeit bei leichter Besserung des psychopathologischen Befundes. Unter Erhöhung auf 40 mg/die kam es im Verlauf der nächsten 2 Wochen zu einer deutlichen Befundbesserung: Die Patientin war deutlich schwungvoller, in der Stimmung ausgeglichen positiv und hoffnungsvoller. Der Antrieb war deutlich gebessert, das Schlafverhalten normalisiert. Aufgrund dieser Besserung wurde schon eine Entlassung ins Auge gefaßt. Es stellte sich jedoch eine leichte hypomanische Stimmungslage ein, so daß eine zusätzliche Lithium-Einstellung durchgeführt wurde. In der Kombination mit Lithium (Plasmaspiegel 0,65 mval/l) und Seroxat 40 mg/die konnte die Patientin in einem nahezu symptomfreien Zustand in ambulante Behandlung entlassen werden.

Kommentar:
Aufgrund des eindeutigen phasenhaften Verlaufes besteht bei der Patientin eine sogenannte Zyklothymie nach ICD-9, die nach ICD-10 als bipolare affektive Störung bezeichnet wird. Unter Seroxat konnte innerhalb kurzer Zeit eine deutliche Symptombesserung erzielt werden. Aufgrund der hypomanischen Nachschwankung wurde eine Lithium-Augmentation bzw. Lithium-Einstellung vorgenommen. Alternativ hätte eine Reduzierung bzw. Absetzung von Seroxat oder eine zusätzliche Behandlung mit einem Neuroleptikum erwogen werden können.

Fallbeispiel 6:   56jähriger Diplomingenieur, verheiratet, 2 erwachsene Kinder

Diagnose:
Rezidivierende depressive Störung, gegenwärtig schwere Episode mit psychotischen Symptomen (ICD-10: F 33.3)

Psychiatrische Vorgeschichte:
Der Patient berichtete, erstmals mit 20 Jahren für 4 bis 6 Wochen nach dem Abitur an Depressionen gelitten zu haben: Damals habe er sich lustlos, kraftlos und schwunglos gefühlt, habe sich nicht freuen können, schlecht geschlafen ohne einen für ihn erkennbaren Anlaß. Nach einigen Wochen sei ohne Behandlung eine Remission eingetreten. Im 30. Lebensjahr sei es zu einer erneuten depressiven Symptomatik gekommen. Als er nach der Eheschließung erfahren habe, daß seine Frau schwanger sei, habe er plötzlich das Gefühl gehabt, er könne die Verantwortung für das Kind nicht übernehmen. Diese Phase habe etwa 3 bis 4 Monate angehalten. Unter einem Benzodiazepin-Präparat sei die Symptomatik dann abgeklungen. Im 40. Lebensjahr trat die dritte depressive Symptomatik auf, die diesmal aufgrund der Schwere statio-

när behandelt werden mußte: Unter Amitriptylin (150 mg/die) sowie psychotherapeutischen Maßnahmen sei die Symptomatik aber wieder abgeklungen. Im Alter von 54 Jahren, das heißt eineinhalb Jahre vor der Klinikaufnahme, kam es erneut zu einer depressiven Symptomatik mit Kraftlosigkeit, Lustlosigkeit, Schwunglosigkeit. Der Patient gab an, weder Freude noch Trauer empfinden zu können. Er schaffe seine Arbeit nicht mehr, sei wochenlang krank geschrieben, ohne daß sich sein Zustand wesentlich gebessert hätte. Darüber hinaus erwähnte er einen erheblichen Gewichtsverlust (10 kg). Er klagte über Ein- und Durchschlafstörungen und daß er nachts mit Angstschweiß aufwache. Aufgrund geringen sexuellen Verlangens bzw. Impotenz sei seine Ehe erheblich belastet. Seine Frau könne den Zustand nicht mehr ertragen.

Unter einer ambulanten Behandlung, zuerst mit Doxepin (75 mg/die), anschließend mit Maprotilin (75 mg/die), sei es zu keiner Symptombesserung gekommen. Er habe nun von einer Elektrokrampfbehandlung (EKT) erfahren und möchte wissen, ob diese Behandlung bei ihm jetzt durchgeführt werden könne. Aufgrund pektangiöser Beschwerden sei vor kurzem eine Herzkatheter-Untersuchung durchgeführt worden, die eine Engstelle in den vorderen Herzkranzgefäßen gezeigt habe. Nach Implantation eines kleinen Metallröhrchens gehe es ihm nun etwas besser.

Psychopathologischer Befund bei stationärer Aufnahme:
Der Patient war bewußtseinsklar und in allen Qualitäten orientiert, ein guter interpersoneller Kontakt war herstellbar. Der Patient war ausgeprägt depressiv, verzweifelt, nicht schwingungsfähig. Mimik und Gestik sowie Psychomotorik waren deutlich verarmt. Das formale Denken war geordnet, jedoch grüblerisch. Im inhaltlichen Denken imponierte die Sorge um seine Gesundheit, seine derzeitige Verfassung sowie das Erleben von Hoffnungslosigkeit, Schuld- und Verarmungsgefühlen ohne Hinweis auf psychotisches Erleben, Ich- oder Wahrnehmungsstörungen. Psychovegetativ zeigten sich schwere Ein- und Durchschlafstörungen mit deutlich reduzierter Schlafdauer (ca. 3 Stunden) sowie morgendlichem Früherwachen. Daneben bestand ein deutlicher Gewichtsverlust (10 kg).
Neben Krankheitsgefühl, Krankheitseinsicht und Behandlungsbereitschaft war Suizidalität latent gegeben.

Therapie und Verlauf:
Aufgrund der Therapie-Nonresponse mit Maprotilin sowie Doxepin erfolgte unter Berücksichtigung der bestehenden KHK (koronare Herzkrankheit) zunächst ein Therapieversuch mit Paroxetin (20 mg/die). Hierunter trat in den ersten 4 Behandlungstagen eine leichte Übelkeit auf, die jedoch abklang. Nach Dosiserhöhung auf 40 mg/die kam es in der 3. Behandlungswoche zu einer deutlichen Besserung der depressiven Stimmung: Der Patient zeigte sich schwungvoller und aktiver, konnte sich wieder konzentrieren, traute sich seine Arbeit zu. In einem deutlich gebesserten Zustand konnte er schließlich in ambulante Behandlung entlassen werden.

Kommentar:
Ausschlaggebend für die Einstellung des Patienten auf Paroxetin war die bestehende koronare Herzerkrankung. Im Vergleich zu TZA bestehen bei SSRI aufgrund der minimalen parasympatholytischen Nebenwirkungen geringere koronare Risiken.
Bei der Therapie mit Paroxetin fällt auf, daß bereits in der 3. Woche eine Dosiserhöhung auf 40 mg/die erfolgte, obwohl der Patient schon unter 20 mg/die eine vorübergehende leichte Übelkeit beklagte. Bei einer ausgeprägten Depression ist unter Umständen ein Beurteilungszeitraum von mehr als 3 Wochen erforderlich, bevor eine Dosis-

erhöhung erfolgt. Auch bei Paroxetin kann zur Beurteilung der möglichen Wirksamkeit eine Plasmaspiegel-Kontrolle überlegt werden. Bei sehr geringem Plasmaspiegel und mangelnder Therapie-Response Ende der 2., Anfang der 3. Behandlungswoche ist eine Erhöhung auf 40 mg/die indiziert.
Im vorliegenden Fall wäre auch eine ambulante Therapie mit diesem Regime erfolgversprechend gewesen.

Fallbeispiel 7: 52jährige Patientin, geschieden, alleinlebend, keine Kinder

Diagnose:
Chronifizierte schwere depressive Episode mit psychotischen Symptomen (ICD-10: F 32.3)

Psychiatrische Vorgeschichte:
Bei der Patientin stellten sich 2 Jahre vor stationärer Aufnahme zunächst Kopfschmerzen ein, die zunehmend schlimmer wurden und die Patientin den ganzen Tag beschäftigten, weshalb relativ schnell eine ausgeprägte verzweifelt-depressive Stimmung, Lustlosigkeit, Hoffnungslosigkeit und Antriebsminderung einsetzte. Da die Patientin diese Situation nicht mehr aushielt, unternahm sie mehrere Suizidversuche, unter anderem durch Einnahme von Tabletten sowie Selbstverletzung an den Handgelenken. Mehrfache stationäre, auch stationär-psychiatrische Therapien mit unterschiedlichen Antidepressiva und einer Elektrokrampftherapie brachten keine ausreichende Stabilität. Die psychiatrische Symptomatik hatte schließlich ihre Ehe zerrüttet, die vorher jahrelang stabil gewesen war. Ihr Mann betrog sie, weil er es nicht mehr mit ihr aushielt. Die Patientin zeigt dafür Verständnis, schließlich habe sie ständig geklagt und gejammert. Sie lebt zurückgezogen, ißt kaum noch und weiß nicht, wie es weitergehen soll. Am liebsten wäre sie tot.

Psychopathologischer Befund:
Bei stationärer Aufnahme war die Patientin bewußtseinsklar und in allen Qualitäten orientiert. Der interpersonelle Kontakt war nur schwer herzustellen, da die Patientin sehr mißtrauisch und abweisend wirkte. In der Psychomotorik imponierte eine ausgeprägte Unruhe mit Nestelbewegungen, die Patientin konnte auf dem Untersuchungsstuhl kaum stillsitzen. Der formale Gedankengang war geordnet, jedoch auf die depressiven Inhalte beschränkt. Es bestand ein hypochondrischer Wahn sowie ein Versündigungswahn. Psychovegetativ dominierten erhebliche Ein- und Durchschlafstörungen mit reduzierter Schlafdauer, Morgentief sowie ein erheblicher Gewichtsverlust von 8 kg in den letzten Wochen.
Es bestand Krankheitsgefühl, jedoch letztlich keine Krankheitseinsicht und nur bedingte Behandlungsbereitschaft. Passive Todeswünsche waren vorhanden.

Therapie und Verlauf:
Die Patientin stand der stationären Aufnahme von Anfang an skeptisch bis ablehnend gegenüber und zeigte eine ausgeprägte Ambivalenz und Ambitendenz, konnte nur mit Mühe dazu überredet werden, überhaupt auf der Station zu verbleiben. Eine Vorbehandlung mit Doxepin, die vom ambulanten Nervenarzt vorgeschlagen worden war, hatte die Patientin eigenmächtig beendet. Zunächst wurde eine Behandlung mit Paroxetin 20 mg/die begonnen. In den darauffolgenden 10 Tagen stellte sich eine

zunehmende Unruhe und Gereiztheit ein. Die Patientin berichtete über einen deutlich verringerten Schlaf mit erheblich verstärkten Angstgefühlen, was auch objektiviert werden konnte. Nach intensiven Gesprächen, in denen ihr deutlich gemacht wurde, daß diese Beschwerden vermutlich als vorübergehende Nebenwirkungen von Paroxetin zu werten seien, war die Patientin dennoch bereit, die Therapie fortzusetzen. Als nach einer Dosissteigerung auf 40 mg/die und weiteren 14 Tagen keine Befundverbesserung eintrat, wurde die Dosierung noch einmal auf 50 mg/die erhöht. Der psychopathologische Befund erwies sich weiterhin unverändert bzw. schlechter im Vergleich zur Aufnahme. Es wurde überlegt, zunächst bei der Therapie mit einem SSRI zu verbleiben und eventuell eine EKT-Behandlung durchzuführen.

Kommentar:
Bei dieser Patientin besteht ein wahnhaft depressives Syndrom im Rahmen einer chronifizierten bzw. therapieresistenten depressiven Störung. Die genauere Medikamentenanamnese ergab, daß die Patientin schon mit unterschiedlichen TZA wie Amitriptylin, Amitriptylinoxid und Imipramin behandelt worden war, wobei die Dosierungen während der Klinikaufenthalte bei 75 bis 100 mg/die lagen. Auch die stationär durchgeführte EKT-Behandlung hatte keinen Erfolg gebracht.
Wie der Therapieverlauf zeigt, konnte unter Paroxetin in einer Dosierung von bis zu 50 mg/die innerhalb von 6 Wochen keine Besserung der Symptomatik erreicht werden, statt dessen stellte sich zunehmende Unruhe und Gereiztheit bei deutlich verstärkten Schlafstörungen ein.
Auch wenn Studien zeigten, daß depressive Patienten mit begleitender ängstlicher Symptomatik möglicherweise effektiver mit SSRI als mit TZA behandelt werden können, muß im vorliegenden Fall jedoch davon ausgegangen werden, daß die Therapie mit Paroxetin unwirksam ist. Insofern hätte ein Wechsel des Therapieregimes auf ein Antidepressivum mit eher sedierender Komponente erwogen werden können, z.B. auf Doxepin, dessen Einsatz schon ambulant überlegt worden war. Auch eine Infusions-Therapie mit dieser Substanz, sowohl aus psychologischen Gründen als auch zur Verbesserung des Wirkungseintritts, hätte überlegt werden können. Da bei der Patientin zusätzlich ein ausgeprägter hypochondrischer Wahn und Versündigungswahn bestand, wäre eine begleitende neuroleptische Therapie beispielsweise mit Risperidon zu überlegen gewesen. Risperidon zählt zu den neueren Neuroleptika mit einem geringeren Nebenwirkungsprofil als die klassischen Neuroleptika vom Typ Haloperidol. Eine weitere Möglichkeit bei therapieresistenten Depressionen stellt eine Augmentation mit Lithium dar sowie ein Kombination von Amitriptylin und einem MAO-Hemmer. Diese Therapiestrategie sollte jedoch nur unter fachärztlicher Behandlung durchgeführt werden.
Bei Therapie-Nonresponse auf dieses Regime wäre eine erneute EKT zu diskutieren.

2.2 Angststörungen

Fallbeispiel 8: 42jährige Goldschmiedin, ledig

Diagnosen:
Agoraphobie (ICD-10: F 40.0)
Alkoholabhängigkeit, derzeit abstinent (ICD-10: F 10.20)

Psychiatrische Vorgeschichte:
Bei der Patientin kam es erstmals im 14. Lebensjahr zu einem Angsterleben: Zu diesem Zeitpunkt befand sie sich im Internat und wurde häufiger zur Strafe eingesperrt. Seit dieser Zeit entwickelte die Patientin Angst vor allen verschlossenen Räumen und begann, über die Jahre progredient zunehmend, diese zu meiden, zunächst Aufzüge, dann öffentliche Verkehrsmittel. Die Patientin konnte sich die Symptomatik nicht erklären und begann, Alkohol in größeren Mengen zu konsumieren, da sie deren angstlösenden Effekt schätzen lernte. Es kam schließlich zu einer Alkoholabhängigkeit, wobei die Patientin wiederholt stationäre Entgiftungen, aber auch Entzugsbehandlungen durchführte, auf die jedoch nur relativ kurze abstinente Phasen folgten. Während dieser Alkoholtherapien versuchte die Patientin, über ihre Ängste zu sprechen, hatte jedoch das Gefühl, daß auf diese Problematik nicht eingegangen wurde. In ihrer Hilflosigkeit suchte sie von sich aus einige Psychotherapeuten auf, die mit ihr problemorientierte Gespräche über Kindheit und Jugend zu führen versuchten. Die Patientin konnte jedoch diesem Zugang wenig abgewinnen, da sie ihre Kindheit als unproblematisch erlebte und sich selbst auch als nicht primär ängstlichen Menschen einstufte, so daß es zu einem Abbruch dieser Therapieversuche kam. Einer medikamentösen Behandlung stand sie aus Ängsten vor möglicher Abhängigkeit oder Gewöhnung skeptisch bis ablehnend gegenüber, zumal ihr während der Alkoholentzugs- bzw. Entwöhnungstherapien vermittelt worden war, daß alle Psychopharmaka kontraindiziert seien.
Wegen ihrer ausgeprägten Ängste suchte die Patientin jetzt die Angstambulanz einer Uniklinik auf.

Psychopathologischer Befund bei ambulanter Konsultation:
Es zeigte sich eine bewußtseinsklare, allseits orientierte Patientin, die angab, seit 3 Wochen alkoholabstinent zu sein. Im Vordergrund standen ausgeprägte phobische Ängste: Die Patientin hatte große Angst, alleine das Haus zu verlassen, mied gänzlich Fahrten in Bussen, U-Bahnen, Zügen oder im Auto, ebenso übervölkerte Orte wie Kaufhäuser, Theater oder Kino. Darüber hinaus konnte sie keine weiten offenen Plätze aufsuchen und hatte extreme Ängste vor geschlossenen oder engen Räumen. Insgesamt war die Patientin in ihrem Leben deutlich eingeschränkt; ihrem Beruf als Goldschmiedin konnte sie nur nachgehen, weil sie über ein ausgeklügeltes Etappensystem nur kurzzeitig öffentliche Verkehrsmittel benutzte. Ihren Wohnsitz bzw. den Wohnort konnte sie sonst nur zu gelegentlichen Einkäufen verlassen, weitere Reisen außerhalb der Stadt waren für sie unmöglich. Die Patientin war über die Situation ausgesprochen deprimiert, verzweifelt und ratlos. Hinweise für paranoides Erleben, Ich- oder Wahrnehmungsstörungen fanden sich nicht. Es bestand deutliches Krankheitsgefühl, Krankheitseinsicht und Behandlungsbereitschaft, jedoch keine Suizidalität.

Therapie:
Nach einer umfangreichen organmedizinischen Abklärung einschließlich EKT, EEG, Blutbild und Computertomogramm wurde die Patientin ambulant mit Paroxetin (20 mg/die) behandelt. Über mögliche Nebenwirkungen und den verzögerten Wirkungseintritt wurde die Patientin ausführlich informiert. Darüber hinaus erhielt die Patientin Informationen zur Entwicklungsgeschichte und zum Verständnis agoraphobischen Verhaltens sowie zur Wichtigkeit der Exposition (Psychoedukation).
Die Patientin wünschte keine Verhaltenstherapie, da sie sich von psychologischen Gesprächen bzw. einer anderen Art der Psychotherapie keine Wirkung mehr erhoffte. 2 Wochen nach Behandlungsbeginn stellte sich die Patientin erneut in der Ambulanz vor. Sie berichtete bereits von einer deutlichen Besserung der Symptomatik: Sie fühle sich insgesamt angstfreier, ruhiger, könne gut schlafen, habe das Haus schon mehrfach auch zu anderen Aktivitäten und Gängen verlassen, wobei sie festgestellt habe, daß sich ihre Erwartung panikartiger Angstzustände erstaunlicherweise nicht bestätigt hätte. 3 Wochen nach Behandlungsbeginn berichtete die Patientin, daß sie ohne Anstrengung und Probleme U- und S-Bahn gefahren sei. Sie habe, um die neue Freiheit auszuprobieren, versucht, sämtliche öffentliche Verkehrsmittel zu benutzen und hierbei die Erfahrung gemacht, daß sich keinerlei Angstgefühle oder Angstzustände mehr eingestellt hätten. Sie fühle sich jetzt gesund. Zur Rezidivprophylaxe erhielt die Patientin über weitere 6 Monate Paroxetin. Im Follow-up dieses Zeitraums blieb der Gesundheitszustand der Patientin stabil, zu Rezidiven des Alkoholmißbrauchs kam es nicht mehr.

Kommentar:
Bei dieser Patientin kam es unter einer Monotherapie mit Paroxetin 20 mg/die innerhalb von 3 Wochen zu einer Vollremission der agoraphobischen Symptomatik. Durch Plasmaspiegel-Kontrolle konnte gezeigt werden, daß die Patientin tatsächlich diese Substanz einnahm. Aufgrund frustraner psychotherapeutischer Vorbehandlungen ist wenig wahrscheinlich, daß es sich hierbei um den Placebo-Effekt einer Spezialambulanz für Angststörungen gehandelt haben könnte.
Aufgrund des pharmakologischen Effektes im Sinne der Anxiolyse war es der Patientin möglich, sich in angstauslösenden Situationen zu exponieren, wobei die Hinweise zur richtigen Durchführung dieser Expositionen sicher bedeutsam waren.
Die Patientin gab jedoch an, daß sie es entsprechend diesen therapeutischen Regeln schon vor vielen Jahren immer wieder versucht hätte, ohne jedoch derartige Angstsituationen erfolgreich meistern zu können.
Dieser Fallbericht zeigt, daß auch unter einer Monopharmakotherapie eine schwere komorbide Angststörung erfolgreich behandelt werden kann. Eine medikamentöse Rezidivprophylaxe ist über mehrere Monate bis zu einem Jahr indiziert, wobei auch nach Beendigung der Pharmakotherapie in einem hohen Prozentsatz Symptombesserung bzw. Symptomfreiheit möglich ist.

Fallbeispiel 9: 26jährige Patientin, unverheiratet, alleinstehend

Diagnosen:
Agoraphobie mit Panikstörung (ICD-10: F 40.01)
Generalisierte Angststörung (ICD-10: F 41.1)

Psychiatrische Vorgeschichte:
Bei der Patientin traten im Alter von 25 Jahren verstärkt diffuse Ängste auf, verbunden mit somatischen Beschwerden wie Druck auf der Brust, „dem Gefühl, nicht atmen zu können", innerer Unruhe, körperlicher Verspannung, Schwindelgefühle, „der Angst, umkippen zu können", sowie Herzjagen. Darüber hinaus entwickelten sich bei der Patientin Panikattacken mit einer Reihe körperlicher Symptome, die bis zu einer halben Stunde dauerten. Zwischen diesen Panikattacken kam es zu generalisierten Angstsymptomen und zur Angst vor der Angst. Das resultierte in einem umfassenden Vermeidungsverhalten. Die Patientin konnte schließlich das Haus nicht mehr ohne Begleitung verlassen, geschlossene Räume jedweder Art mied sie.
In einer ambulanten 25stündigen VT lernte die Patientin, mit ihren Angstsymptomen besser umzugehen, und war schließlich in der Lage, das Haus wieder zu verlassen und somit ihren Aktionsradius zu erweitern. Sie vermied jedoch weiterhin größere Menschenmengen, konnte alleine nicht einkaufen. Aufgrund der Angstsymptomatik war sie seit einem Jahr arbeitslos.
Biographisch und für die Entwicklung der Angsterkrankung ist von Bedeutung, daß die Patientin als jüngste von 3 Geschwistern in einer engen Beziehung zur Mutter, deren Lebensinhalt sie war, im Elternhaus lebt. Die Familienatmosphäre beschreibt sie als sehr angespannt, da es aufgrund eines außerehelichen Verhältnisses des Vaters wiederholt zu Streitigkeiten kommt und der Vater seit längerem eine Trennung von seiner Frau erwägt. In der Kindheit jedoch habe eine harmonische und sehr fürsorgliche Familienatmosphäre geherrscht. Die Mutter wird als außerordentlich ängstlich beschrieben mit einer ausgeprägten Unsicherheit gegenüber realen Lebensanforderungen. Im Kontakt zu Mitschülern und späteren Arbeitskollegen habe sich dies widergespiegelt.
Die Patientin gibt an, aus Angst, „etwas Falsches zu sagen", sehr verschlossen zu sein. Aus diesem Grund habe sie bis heute keine partnerschaftliche Bindung zu einem Mann eingehen können, obwohl entsprechende Wünsche bestünden. Als weitere Belastung werden Schwierigkeiten in ihrer beruflichen Position geschildert; nach ihrer Ausbildung zur Groß- und Einzelhandelskauffrau habe sie sich gegenüber den Wünschen und Anforderungen von seiten ihres Chefs und ihrer Arbeitskollegen nur sehr schwer abgrenzen können und sei dadurch häufig in Überforderungssituationen hineingeraten.

Psychopathologischer Befund bei stationärer Aufnahme:
Die Patientin war wach, in allen Qualitäten orientiert. Aufmerksamkeit, Konzentration und Mnestik waren ungestört. Es fanden sich keine formalen inhaltlichen Denkstörungen. Im Affekt wirkte sie wenig modulationsfähig bei innerer Unruhe, Angst und Ratlosigkeit. Antrieb und Psychomotorik waren unauffällig. Es gab keinen Anhalt für Sinnestäuschungen, Ich-Störungen oder paranoides Erleben. Es bestand Krankheitsgefühl, Krankheitseinsicht und Behandlungsbereitschaft, Suizidalität war nicht gegeben.

Therapie und Verlauf:
Es wurde ein komplexer Therapieansatz gewählt: Medikamentös erhielt die Patientin Paroxetin 20 mg/die über mehrere Wochen, das von ihr gut vertragen wurde und relativ schnell zu einer Besserung der allgemeinen Ängstlichkeit, Unruhe und Nervosität führte. In einer begleitend durchgeführten Gruppen- und Einzeltherapie gelang es, die lebensgeschichtlich und psychodynamisch deutbare Konfliktdynamik der Patientin zu bearbeiten und mit ihr gemeinsam Lösungsmöglichkeiten insbesondere

hinsichtlich der Ablösung vom Elternhaus zu erarbeiten. Daneben wurde ein verhaltenstherapeutisch orientiertes Desensibilisierungsprogramm zur Bewältigung agoraphobischer Symptomatik mit Erfolg durchgeführt.
Nach einer mehrmonatigen stationären Behandlung konnte eine insgesamt befriedigende Symptombesserung erreicht werden.

Kommentar:
Bei dieser Patientin bestand eine komorbide Angststörung aus Agoraphobie und Panikattacken sowie eine GAS vor dem Hintergrund einer psychodynamisch, aber auch lerntheoretisch nachvollziehbaren multiplen Konfliktdynamik, bei der das Therapieziel vermutlich von vornherein in einer deutlichen Besserung, aber nicht primär in der Vollremission der Angstsymptomatik gesehen werden mußte.
Möglicherweise war die Effektivität der ambulanten VT bei dieser Patientin dadurch limitiert, daß keine begleitende Pharmakotherapie durchgeführt wurde. Wie oben ausgeführt, zeigte sich die Kombination von Paroxetin und VT einer Placebo-Behandlung bei der Verbesserung von Panik und agoraphobischer Symptomatik deutlich überlegen. Während des stationären mehrwöchigen Aufenthaltes machte man sich diesen empirisch nachgewiesenen additiven Effekt zunutze.
Folgerichtig muß darüber hinaus aber auch der Ansatz erscheinen, die lebensgeschichtliche Problematik der Patientin psychotherapeutisch zu bearbeiten.
Möglicherweise war die Patientin unter der Pharmakotherapie erstmals in der Lage, die mit solchen Therapien verbundenen initialen Ängste und Befürchtungen zu überwinden, konstruktiv mitzuarbeiten und entsprechende Lösungsschritte zu erarbeiten.
Insgesamt belegt dieser Fallbericht, daß bei komorbiden Angstpatienten komplexe kombinierte Therapieansätze erfolgreich sein können.

Fallbeispiel 10: 46jährige Arzthelferin, verheiratet, 2 Töchter

Diagnosen:
Agoraphobie mit Panikstörung (ICD-10: F 40.01)
Rezidivierende depressive Störung, gegenwärtig schwere Episode ohne psychotische Symptome (ICD-10: F 33.2)

Psychiatrische Vorgeschichte:
Die Patientin erkrankte erstmals im Frühjahr 1989 an einem depressiven Syndrom mit trauriger Grundstimmung und Antriebsdefiziten. Gleichzeitig kam es zur Ausbildung schwerer Panikattacken sowie zu ausgeprägtem Vermeidungsverhalten, so daß die Patientin schließlich kaum noch das Haus verlassen konnte. Unter einer ambulant durchgeführten VT trat eine deutliche Besserung der depressiven und Angstsymptomatik auf, jedoch ohne vollständige Symptomremission. Im Frühjahr 1990 mußte die Patientin dann erstmals wegen einer diagnostizierten endogenen Depression stationär-psychiatrisch behandelt werden: Unter Amitriptylin sowie dem MAO-Hemmer Tranylcypromin konnte sie schließlich symptomfrei in weitere ambulante Behandlung entlassen werden.
Im Frühjahr 1991 kam es erneut zu einer depressiven Phase, die charakteristischerweise mit Panikattacken begann. Zwischen Mai und Juli 1992 mußte die Patientin wieder stationär-psychiatrisch behandelt werden. Diesmal konnte unter Amitriptylin (150 mg/die) und Moclobemid lediglich eine Stabilisierung erreicht werden, wobei

die Patientin über ausgeprägte Mundtrockenheit klagte. Kurz nach ihrer Entlassung trat erneut ein Rezidiv mit ausgeprägten Panikattacken auf, so daß die Patientin nochmals (von August bis November 1992) stationär-psychiatrisch behandelt werden mußte. Seit dieser Zeit erhält sie eine Lithium-Prophylaxe. Die antidepressive Behandlung erfolgte primär mit Amitriptylin (150 mg/die) sowie Tranylcypromin. Nach einem beschwerdefreien Intervall, das bis Herbst 1993 dauerte, traten wieder schwere Panikattacken auf, die innerhalb weniger Tage von einem ausgeprägt depressiven Syndrom mit Antriebsminderung, Verzweiflung, innerer Unruhe, Grübelneigung und schweren Schlafstörungen abgelöst wurden. Bei der erneuten stationären Behandlung wurde die Patientin schließlich unter Fortführung der Lithium-Therapie auf Paroxetin (bis 40 mg/die) eingestellt, woraufhin innerhalb von 8 Tagen eine deutliche Symptomremission eintrat. Die Patientin berichtete, daß die unter Amitriptylin nur mühsam tolerierten Nebenwirkungen wie Tagesmüdigkeit, Mundtrockenheit und Obstipation unter Paroxetin erstmals ausblieben.

Zwischen 1993 und Ende 1995 befand sich die Patientin in ambulanter psychoanalytischer Einzelbehandlung, bei der die Selbstwertproblematik sowie die Beziehung zu ihrer überaus schwierigen Tochter thematisiert wurden. In den folgenden 2 Jahren war die Patientin unter diesem Regime bei Fortführung der Pharmakotherapie weitgehend stabil, lediglich im Frühjahr 1995 kam es zu einem, nur wenige Tage dauernden, kurzen Aufenthalt in einem psychiatrischen Krisenzentrum. Auch diesmal bestanden initial schwere Panikattacken, gefolgt von einer depressiven Symptomatik.

Die letzte stationäre Aufnahme erfolgte Ende 1995, nachdem die Patientin im Intervall symptomfrei gewesen war. Nach 2 schweren Panikattacken von etwa einer halben Stunde Dauer und den Symptomen Herzrasen, Unruhe, Zittern, Schweißausbrüchen und Todesangst stellte sich innerhalb weniger Tage ein schwer depressives Syndrom mit ängstlicher Unruhe, Ein- und Durchschlafstörungen mit verminderter Schlafdauer, erheblicher Getriebenheit, Nervosität und Ängstlichkeit ein, daneben kam es zur Ausbildung von Suizidgedanken.

Psychopathologischer Befund bei stationärer Aufnahme:
Die Patientin war bewußtseinsklar und in allen Qualitäten orientiert. Im Vordergrund stand der ausgeprägt depressive Affekt: Die Patientin war verzweifelt, hoffnungslos, kaum auslenkbar, jedoch durch die stationäre Aufnahme entlastet. Es bestand ein ausgeprägtes Morgentief mit abendlicher Stimmungsaufhellung, schweren Ein- und Durchschlafstörungen mit verminderter Schlafdauer. Darüber hinaus berichtete die Patientin über täglich auftretende Panikattacken von maximal 1stündiger Dauer, wobei insbesondere die Angst zu sterben oder verrückt zu werden im Vordergrund stand. Psychovegetativ wurde außerdem über eine ausgeprägte Schmerzempfindlichkeit der Haut und Glieder berichtet. Es bestand Krankheitsgefühl, Krankheitseinsicht und Behandlungsbereitschaft, Suizidalität war nicht gegeben.

Therapie und Verlauf:
Schon durch die Aufnahme war die Patientin deutlich entlastet. Pharmakotherapeutisch wurde die ambulante Behandlung mit Paroxetin (40 mg/die) sowie Lithium fortgeführt. Hierbei stellte sich heraus, daß die Patientin insgesamt nur niedrige Lithium-Spiegel (im Durchschnitt um 0,6 mval/l) trotz guter Compliance erreichte. Auch der Blut-Plasmaspiegel von Paroxetin war bei einer Dosis von 40 mg/die eher im unteren Bereich (20 bis 30 ng/ml), so daß zunächst eine Erhöhung von Paroxetin auf 60 mg/die sowie eine verbesserte Lithium-Einstellung versucht wurde. Unter Paroxetin 60 mg/die kam es zu vermehrter Unruhe sowie Schlafminderung, die jedoch nach

Reduzierung auf 40 mg/die abklang. Innerhalb von 3 Wochen konnte die Patientin bei ausreichendem Lithium-Spiegel (0,76 mval/l) in Kombination mit Paroxetin symptomfrei entlassen werden.

Kommentar:
Bei dieser Patientin besteht eine rezidivierende depressive Störung. Analysiert man den Gesamtverlauf, so ist erkennbar, daß die Panikattacken als Vorläufer oder Markersymptomatik einer beginnenden depressiven Phase oder Symptomatik gewertet werden müssen. Die agoraphobische Symptomatik war nur im ersten Krankheitsjahr ausgeprägt, klang aber unter Therapie (VT und Pharmakotherapie) weitgehend ab. Charakteristisch waren symptom- und beschwerdefreie Intervalle, in denen die Patientin ihren Aufgaben als Hausfrau und Mutter bzw. ihrer Berufstätigkeit voll nachgehen konnte und sich gesund fühlte.
Dauer, Schwere und Häufigkeit der depressiven Phasen konnten in den letzten Jahren deutlich reduziert werden, was möglicherweise auf die Lithium-Behandlung zurückzuführen ist. Hinsichtlich der antidepressiven Therapie ist bemerkenswert, daß die Patientin unter Paroxetin bei der stationären Einstellung eine schnelle Symptombesserung erzielte und diese Therapie auch über Jahre nebenwirkungsfrei vertragen wurde. Die begleitend durchgeführte psychoanalytische Behandlung führte zur Klärung und zum tieferen Verständnis der Lebensproblematik der Patientin. Die verhaltenstherapeutischen Interventionen, die insbesondere auf die Bewältigung akuter Panikattacken und möglicher agoraphobischer Symptomatik zielten, konnten von der Patientin im Laufe der letzten Behandlungsjahre deutlich besser und konstruktiver eingesetzt werden.
Insgesamt konnte mit diesem multimodalen Therapieansatz bei einer schwerkranken komorbiden Angstpatientin eine deutliche Verbesserung der Lebensqualität, eine Verminderung der Häufigkeit, Dauer und Schwere der depressiven Phasen erreicht werden.

2.3 Zwangsstörungen

Fallbeispiel 11: 55jährige Lehrerin, verheiratet

Diagnosen:
Zwangsstörung, vorwiegend Zwangshandlungen (ICD-10: F 42.1)
Ängstliche Persönlichkeitsstörung (ICD-10: F 60.6)
Mittelgradige depressive Episode mit somatischen Symptomen (ICD-10: F 32.11)

Psychiatrische Vorgeschichte:
Die Patientin begab sich erstmals 5 Jahre vor stationärer Behandlung wegen einer anankastisch depressiven Symptomatik in ambulante Therapie. Medikamentöse Behandlungsversuche erfolgten mit Hydroxyzin sowie Amitriptylinoxid (bis 75 mg/die) ohne wesentliche Besserung der Grundsymptomatik. Ein Jahr vor Aufnahme entwickelte sich eine zunehmende Akzentuierung des Beschwerdebildes. Die Patientin fürchtete zunehmend, sich zu beschmutzen oder zu infizieren. Sie vermied es, anderen die Hände zu geben. Darüber hinaus war sie stundenlang damit beschäftigt, sich zu waschen, so daß sie nicht mehr vom Waschbecken loskam (Waschzwang). Auch in ihrer Wohnung war sie um peinliche Sauberkeit bemüht. Sie benötigte den gesam-

ten Tag für all diese Verrichtungen, so daß kaum noch Zeit für andere Aktivitäten blieb, worunter auch die Familie zunehmend litt. Infolge dieser Problematik kam es zu einer ausgeprägten depressiven Symptomatik mit Schlafstörungen, Selbstunsicherheit, Minderwertigkeitsgefühlen, Insuffizienzerleben. Obwohl die Patientin die Unsinnigkeit ihrer Handlungen erkannte, kam sie nicht davon los. Im Gegenteil, sie verbrachte immer mehr Zeit am Waschbecken und am Spiegel. Neuropsychiatrische Erkrankungen sind in der Familie nicht bekannt.

Psychopathologischer Befund bei Aufnahme:
Die Patientin war bewußtseinsklar und in allen Qualitäten orientiert. Sie war nur zögernd kontakt- und aussprachebereit. Die Psychomotorik war verlangsamt, gehemmt, die Mimik verarmt. Die Stimmungslage war traurig bedrückt, verzagt, resigniert, hilf- und ratlos. Sie wirkte ängstlich und unsicher, reagierte mit Minderwertigkeits- und Schuldgefühlen, Selbstzweifeln, Insuffizienz- und Versagenserleben. Sie war affektiv wenig modulations- und schwingungsfähig. Es bestand ein ausgeprägtes Zwangssyndrom, überwiegend in Form von Zwangshandlungen. Ihr Gedankengang war formal geordnet, jedoch eingeengt. Es zeigten sich deutliche Konzentrationsstörungen, inhaltlich war die Patientin auf die Zwangssymptomatik fixiert. Es gab keine Anhaltspunkte für paranoides Erleben, Ich- oder Wahrnehmungsstörungen. Suizidalität war nicht gegeben.

Therapie und Verlauf:
Die Patientin wurde auf Paroxetin (40 mg/die) eingestellt. Die Dosierung wurde über den Behandlungszeitraum von 8 Wochen aufrechterhalten. Parallel wurde die Patientin in psychotherapeutisch orientierte Gruppenbehandlungen integriert. Zur gezielten Behandlung der Zwangssymptomatik wurde eine intensive verhaltenstherapeutische Behandlung in Einzelsitzungen durchgeführt. Anfangs zeigte sich die Patientin in den Sitzungen sehr zurückhaltend mit wenig Eigenaktivität und unterlag immer wieder ihrer Zwangssymptomatik. Im Laufe der Behandlung lockerte sie jedoch zunehmend auf, war engagierter und aktiver in den Gruppenbehandlungen, gewann dort deutlich mehr Selbstsicherheit und Mut. Während die Zwangshandlungen immer mehr in den Hintergrund traten, nahmen andere Interessen und Aktivitäten zu. Sohn und Ehemann spielten wieder eine größere Rolle. Die medikamentöse Behandlung wurde ohne Nebenwirkungen vertragen.
Die Patientin konnte in deutlich gebessertem Zustand in ambulante Weiterbehandlung entlassen werden.

Kommentar:
Bei dieser Patientin wurde eine komorbide Störung mit einer Zwangsstörung, einer depressiven Störung sowie einer ängstlichen Persönlichkeitsstörung diagnostiziert, die 5 Jahre vor stationärer Aufnahme begann. Daß in all den Jahren keine adäquate ambulante Pharmakotherapie oder Psychotherapie (VT) in Angriff genommen wurde, obwohl die Patientin aufgrund ihrer Problematik berufsunfähig geschrieben war und einen Antrag auf Erwerbsunfähigkeit gestellt hatte, ist mehr als bedenklich.
Um so erstaunlicher muß es erscheinen, daß innerhalb von nur 8 Wochen unter stationären Bedingungen mit Paroxetin in einer Dosierung von 40 mg/die eine deutliche Symptombesserung möglich wurde. Charakteristisch für den Behandlungsansatz war hier eine Kombination von Pharmakotherapie und VT, wie er heute, insbesondere bei ausgeprägteren Zwangssyndromen, Standard sein sollte. Es bleibt eine akademische Frage, ob der Behandlungseffekt primär nun der Pharmakotherapie oder der VT

zugeordnet werden kann. Die klinische Erfahrung zeigt immer wieder, daß die Patienten erst unter der Pharmakotherapie aufgrund der damit verbundenen Anxiolyse in der Lage sind, verhaltenstherapeutische Übungen wie Exposition und Reaktionsverhinderung adäquat auszuführen.

Der vorliegende Fallbericht ist insofern typisch, als auch Patienten mit Zwangssyndromen häufig über Jahre inadäquat behandelt werden und somit eine Therapie-Nonresponse oder Therapieresistenz vorgetäuscht wird. Andererseits belegt er die erstaunliche Effektivität von kombinierten Therapieansätzen unter Verwendung einer wirksamen Pharmakotherapie.

Fallbeispiel 12: 32jährige gelernte Zahnarzthelferin und Erzieherin, ledig, alleinlebend, z. Zt. arbeitslos

Diagnosen:
Zwangsstörung, Zwangsgedanken und -handlungen gemischt (ICD-10: F 42.2)
Emotional instabile Persönlichkeitsstörung vom Borderline-Typus (ICD-10: F 60.31)
Dysthymia (ICD-10: F 34.1)

Psychiatrische Vorgeschichte:
Die Patientin berichtet, daß ihre Kindheit durch demütigende und massiv kontrollierende Erziehungsmaßnahmen geprägt gewesen sei, regelmäßig einhergehend mit körperlichen Mißhandlungen durch den als unberechenbar, brutal und aggressiv beschriebenen Vater. In der Pubertät sei es auch wiederholt zu sexuellem Mißbrauch durch ihn gekommen. Der Vater habe die Patientin als vom Teufel besessen abgewertet und vernichtende Bestrafungen im Falle einer Offenbarung angedroht. Nach vergeblichen Versuchen, von zu Hause wegzulaufen oder eine Heimunterbringung zu erreichen, sei sie im 18. Lebensjahr vom Vater der Wohnung verwiesen worden und habe vorübergehend in einer Pastorenfamilie gelebt. Danach habe sie sich in einer therapeutischen Wohngemeinschaft einigermaßen stabilisieren können. Seit dem 15. Lebensjahr bestünde eine ausgeprägte schwere Zwangssymptomatik, dennoch habe sie es geschafft, die Fachhochschulreife und zwei Ausbildungen als Erzieherin und Zahnarzthelferin zu absolvieren. Vier Jahre vor der jetzigen Klinikaufnahme sei es störungsbedingt wiederholt zu einem Stellenwechsel gekommen. So habe sie als Verkäuferin, Küchenhilfe und zuletzt als Zahnarzthelferin gearbeitet, seit 3 Jahren sei sie arbeitslos.

Über 10 Jahre habe sie bis 3 Jahre vor der stationären Aufnahme Alkohol, Haschisch, Heroin und Codein benutzt, kurzzeitig sei es auch zu Ladendiebstählen gekommen. Die Zwangshandlungen und -gedanken der Patientin beziehen sich insbesondere auf Papier und die Möglichkeit, etwas zu verlieren, insbesondere Papierstückchen. So müsse sie stundenlang, bevor sie ein Kleidungsstück anziehen könne, dieses nach verlorenen Papierrestchen untersuchen oder könne das Haus nicht verlassen aus Angst, etwas zu verlieren. In ihrer Wohnung, in die sie niemanden hineinläßt, sehe es wie auf einer Müllhalde aus. Sie müsse alle Plätze in ihrer Umgebung, Dinge, mit denen sie in Berührung gekommen sei, wie zum Beispiel Bett oder Stuhl, nach ihrem Verlassen überprüfen bzw. kontrollieren, ob nicht irgendwelche Fussel oder Papierschnipsel, Haare oder Flecken dort von ihr zurückgelassen worden seien. Die Patientin gibt an, Stunden mit solchen Betrachtungs- und Suchritualen zuzubringen, sie könne nur mit großen Mühen ihren Grundbedürfnissen wie Waschen, Anziehen,

Körperpflege, Essen nachkommen. Die Alltagsbewältigung sei für sie ein Ritual geworden. Daneben beschreibt sie massive innere Spannungszustände, Ängste, die Unfähigkeit, sich zu konzentrieren, z.B. fernzusehen oder zu lesen, außerdem leichte Selbstverletzungstendenzen durch Kratzen im Gesicht sowie große Selbstunsicherheit.
Eine mit Unterbrechung einjährige stationäre verhaltenstherapeutische Behandlung in einer Fachklinik, allerdings ohne begleitende pharmakotherapeutische Behandlung, erbrachte keine Besserung der Symptomatik.
Eine ambulante Pharmakotherapie mit Fluoxetin (20 mg/die) wurde von der Patientin wegen Müdigkeit schlecht toleriert.

Psychopathologischer Befund bei stationärer Aufnahme:
Die Patientin war wach und in allen Qualitäten orientiert. Sie wirkte leicht verwahrlost (schmutzige Haare, verkratzes Gesicht). Im interpersonalen Kontakt zeigte sie sich wechselnd, einerseits freundlich, dann wieder ausgeprägt mißtrauisch, schaute den Referenten zum Teil länger mit durchdringendem Blick an. Affektiv war ein Wechsel von zum Teil ausgeprägt bedrückter Anspannung bis hin zu einem parathyminadäquat heiteren Zustand festzustellen. Das formale Denken war geordnet, jedoch deutlich eingeengt auf die Zwangsgedanken, daneben bestanden Zwangsimpulse und handlungen wie oben geschildert. Psychotische Ich-Störungen oder Wahrnehmungsstörungen fanden sich nicht. Allerdings war ein deutliches Mißtrauen festzustellen. Die kognitiven Leistungen einschließlich Konzentration und Gedächtnis waren unbeeinträchtigt. Es bestand Krankheitsgefühl und Krankheitseinsicht, jedoch nur eine bedingte Behandlungsbereitschaft. Die Patientin äußerte Bedenken hinsichtlich einer Pharmakotherapie, glaubte insgesamt nicht an den Erfolg einer Behandlung. Suizidalität bestand nicht.

Therapie und Verlauf:
Während der mehrmonatigen stationär-psychiatrischen Behandlung wurde die Patientin mit Paroxetin in einer Dosierung von bis zu 40 mg/die behandelt. Aufgrund eines deutlich wahnhaften Erlebens und Mißtrauens gegenüber Therapeuten und therapeutischem Personal in dem Sinne, daß diese in ihr Leben eingreifen und es kontrollieren wollten, sowie eines ausgeprägten Derealisationserlebens erfolgte eine Kombination mit Risperidon und später Haloperidol jeweils in einer Dosierung von bis zu 3 mg/die. Erschwerend kam hinzu, daß die Patientin deutliche Spaltungstendenzen mit dem therapeutischen Personal initiierte, was nur schwer kontrollierbar war. Daneben bestand ein ausgeprägtes Mißtrauen, initial sogar eine Ablehnung gegenüber den verhaltenstherapeutischen Interventionen oder irgendwelchen Änderungen ihrer chronifizierten, zum Teil bizarr anmutenden Zwangsrituale. Erkennbar wurde neben der Impulsivität dieser Handlungen auch der deutlich funktionale Charakter, der darauf abzielte, Zuwendung und Aufmerksamkeit zu erlangen sowie überhaupt soziale Kontakte aufzubauen.
Aufgrund der relativen Therapie-Nonresponse wurde eine EKT beschlossen: Nach 12 Behandlungen und einem veränderten therapeutischen Kontakt bzw. einem veränderten Anspruch an die Patientin (verhaltenstherapeutische Interventionen wurden zunächst zurückgestellt) konnte sie schließlich unter Paroxetin 40 mg/die deutlich gebessert in die angezielte soziotherapeutische Behandlung entlassen werden. Bei der Entlassung zeigte sich die Patientin gut kontaktfähig, auch außerhalb der Klinik. Das initial bestehende depressive Syndrom war vollständig remittiert, statt dessen zeigte sich die Patientin freundlich-zugewandt und war auch in der Lage,

provokative Interventionen in bezug auf ihre Zwangsrituale mit Humor zu nehmen. Hinsichtlich der Zwangssymptomatik zeigte sich die Patientin deutlich distanzierter und war auch ohne verhaltenstherapeutische Intervention in der Lage, Zwangshandlungen deutlich zu reduzieren.

Kommentar:
Bei dieser chronifiziert schwer komorbiden Patientin, die neben einer Borderline-Störung eine chronifizierte Zwangsstörung sowie depressive Störung bei Zustand nach multiplem Drogenmißbrauch aufwies, konnte im Rahmen eines mehrmonatigen stationär-psychiatrischen Behandlungsversuches mit einer Kombination aus Pharmakotherapie (Paroxetin) und einer EKT sowie einem verhaltenstherapeutischen Ansatz eine deutliche Symptombesserung erzielt werden, die es ermöglichte, die Patientin in eine soziotherapeutische Weiterbehandlung zu vermitteln. Dieser deutliche Behandlungserfolg muß unter dem Aspekt bewertet werden, daß mit einer insgesamt 12monatigen stationären VT in einer Fachklinik, allerdings ohne begleitende Pharmakotherapie, keinerlei Symptombesserung erreicht wurde.
Die Wirksamkeit von Paroxetin ist bei Zwangsstörungen zwar gut belegt, bei Persönlichkeitsstörungen aber generell umstritten. Dennoch konnte hier eine deutliche Symptombesserung erzielt werden.

3. Zusammenfassung

Die vorliegenden Fallbeispiele zeigen Möglichkeiten und Grenzen der Behandlung mit Paroxetin bei depressiven Syndromen, Angstsyndromen sowie Zwangssyndromen auf. Bei der Auswahl der Fallbeispiele aus unterschiedlichen psychiatrischen Kliniken bzw. Ambulanzen Deutschlands kam es darauf an, Erfahrungsberichte zusammenzutragen, kritisch zu werten und somit einen Einblick in mögliche therapeutische Konzepte und Standards bei der Behandlung dieser Störungen mit einem SSRI zu geben.
Wie schon im theoretischen Teil dargelegt, haben die SSRI und hierbei Paroxetin die Pharmakotherapie dieser Störungen bereichert. Neben der in umfangreichen Therapiestudien empirisch belegten Wirksamkeit im Vergleich zur Standardbehandlung mit TZA bzw. Placebo ist die gute Verträglichkeit der SSRI ein besonderes Kriterium, das unter dem Gesichtspunkt der Compliance die Therapieentscheidung in Zukunft maßgeblich beeinflussen sollte.
Für eine große Zahl von Fallberichten gilt, daß die ambulante Therapie im Vorfeld der stationären Behandlungen zumeist nicht den möglichen therapeutischen Standards entsprach. Viele Klinikaufnahmen hätten also unter Umständen durch eine adäquate Umsetzung der Pharmakotherapie vermieden werden können.
Weiterhin fiel auf, daß einige der mit einem TZA behandelten Patienten nicht auf die jeweilige therapeutische Dosis eingestellt wurden. Gerade bei diesen frustranen Substanzen ist dies ein bedeutsames Problem. In einer umfangreichen klinischen Studie zur Verschreibungspraxis von Psychopharmaka bei 574 Allgemeinmedizinern ermittelten DONOGHUE und TYLEE (1996), daß von den untersuchten TZA je nach verwendeter Substanz nur 7,8 bis maximal 17,5 % effektiv dosiert wurden, während nahezu 100 % der mit SSRI behandelten Patienten eine adäquate Dosierung erhielten. Bei den Verschreibungen älterer TZA wurden nur in 13 % der Fälle Dosierungen von 125 mg/die verordnet. Im Gegensatz dazu erreichten nahezu 100 % der mit Paroxetin oder Fluoxetin behandelten Patienten den therapeutischen Dosierungsbereich.
Die Ursachen für dieses Phänomen sind vielfältig: Zunächst könnte die Unsicherheit eine Rolle spielen, für jeden einzelnen Patienten die richtige und ausreichende Dosis zu finden. Bei den TZA ist jedoch erfahrungsgemäß die Angst vor Nebenwirkungen (z. B. unerwünschte Sedierung) und möglicher Toxizität dafür verantwortlich, daß die erforderlichen Dosierungen häufig nicht erreicht werden. Hinzu kommt, daß viele Ärzte das Eintreten von Nebenwirkungen mit der eigentlichen Wirkung verwechseln oder als Indikator dafür ansehen, daß in einem wirksamen Dosisbereich therapiert wird. Hier ist jedoch die Erkenntnis wichtig, daß Nebenwirkungen der TZA auf einer Rezeptorblockade beruhen, die bereits bei einem sehr niedrigen Blutspiegel auftreten können, während die antidepressive Wirkung mit der Aufnahmehemmung der Neurotransmitter zusammenhängt, die erst bei höheren Blutspiegeln erreicht wird.
Für die klinische Therapie besteht der Hauptvorteil eines Antidepressivums grundsätzlich darin, daß es neben der nachgewiesenen Wirksamkeit auch in der praktischen Therapiedurchführung leicht zu handhaben, gut verträglich und wenig toxisch

ist. Ca. 85 % der Paroxetin-Responder sprechen bei der antidepressiven Therapie auf eine Paroxetin-Dosis von 20 mg/die an; eine Dosiserhöhung auf 40 bis 60 mg/die stellt eher die Ausnahme dar. Insofern zeichnet sich für die SSRI wie Paroxetin eine deutliche Überlegenheit gegenüber den sogenannten klassischen TZA ab. Die möglicherweise höheren Kosten in der Akutbehandlung mit diesen Substanzen sind nicht nur unter dem ethischen Aspekt des Therapieerfolgs gerechtfertigt, sondern auch unter Berücksichtigung der Tatsache, daß durch die bessere Verträglichkeit bei sehr viel mehr Patienten die erforderliche therapeutische Dosierung und damit ein Therapieeffekt erreicht wird. Somit ließen sich stationäre Behandlungsmaßnahmen möglicherweise vermeiden.

Die Verbindlichkeit von Therapieempfehlungen hängt von einer fundierten Diagnostik ab. Das psychiatrische Klassifikationssystem der ICD-10 wird in Deutschland in nächster Zeit eingeführt und ist insbesondere bei der Differentialdiagnose von Angst- und Depressionsstörungen bedeutsam, da es differenzierte und operational faßbare Diagnosen ermöglicht. Insbesondere im Bereich der Angststörungen stellt die ICD-10 eine Verbesserung der Diagnosemöglichkeiten dar, da sie Angstsyndrome stärker differenziert. Die Therapie dieser Störungen hat sich in den letzten Jahren deutlich verbessert. Leider ist ein zu geringer Einsatz von möglichen therapeutischen Standards in der Praxis und der sogenannten ärztlichen Grundversorgung zu beobachten.

Es bleibt zu wünschen, daß die Leser dieses Buches neue Erkenntnisse über Diagnose und Therapie dieser Störungen gewinnen und diese praktisch umsetzen.

4. Literatur

BOERNER RJ, MÖLLER HJ. Pharmakotherapie der Panikstörung und/oder Agoraphobie – Leitlinien und klinische Anwendungsstrategien. Psychopharmakotherapie 1996; 3:4: 168-177.

BOERNER RJ, GÜLSDORFF, MARGRAF J, OSTERHEIDER M, PHILIPP, WITTCHEN HU. Die Panikstörung, Diagnose und Behandlung. Schattauer: Stuttgart 1997.

BOERNER RJ. Paroxetin in der Therapie der Panikstörung mit Agoraphobie und Alkoholabhängigkeit. Veröffentlichung angenommen in der Nervenheilkunde 1997.

BOERNER RJ, MÖLLER HJ. The value of selective serotonin reuptake inhibitors (SSRI) in the treatment of panic disorder with and without agoraphobia. International Journal of Psychiatry in Clinical Practice, 1:1: 59-69.

BOERNER RJ, MÖLLER HJ. Anxiety and depressive disorders – epidemiology, theoretical concepts and therapeutic strategies at comorbidity. International Journal of Psychiatry in Clinical Practice, accepted 1997.

CLAYTON PJ, GROVE WM, CORYELL W, KELLER M, HIRSCHFELD R, FAWCETT J. Follow-up and family study of anxious depression. Am J Psychiatry 1991; 148: 1512-1517.

COOPER GL. The Safety of Fluoxetine – An Update. Br J Psychiatry 1988; 153:3: 77-86.

DONOGHUE JM, TYLEE A. The Treatment of Depression: Prescribing Patterns of Antidepressants in Primary Care in the UK. Br J Psychiatry 1996; 168: 164-168.

DUNBAR GC, COHN JB, FABRE LF, et al. A comparison of paroxetine, imipramine and placebo in depressed out-patients. Br J Psychiatry 1991; 159: 394-398.

DUNBAR GC, FUELL DL. The anti-anxiety and anti-agitation effects of paroxetine in depressed patients. Int Clin Psychopharmacol 1992; 6:4: 81-90.

DUNNER DL, DUNBAR GC. Managing the patient with depression and anxiety. Eur Psychiatry 1993; 8:1: 9-12.

FAUST V. Medikament und Psyche, Band I. Neuroleptika – Antidepressiva – Beruhigungsmittel – Lithiumsalze. Wissenschaftliche Verlags GmbH: Stuttgart 1995.

HAND I. Verhaltenstherapie für Zwangskranke und deren Angehörige. In: MÖLLER HJ (Hrsg.). Therapie psychiatrischer Erkrankungen. Enke: Stuttgart 1993.

KASPER S, MÖLLER HJ (Hrsg.). Angst-und Panikerkrankungen. Gustav Fischer Verlag: Jena 1995.

MONTGOMERY SA. The efficacy of fluoxetine as an antidepressant in the short and long term. Int Clin Psychopharmacol 1989; 4:1: 113-119.

MONTGOMERY SA. The advantages of paroxetine in different subgroups of depression. Int Clin Psychopharmacol 1992; 6:4: 91-100.

MONTGOMERY SA. Selective Serotonin Reuptake Inhibitors in the Acute Treatment of Depression. Psychopharmacology: The Fourth Generation of Progress. edited by BLOOM FE, KUPFER DJ. Raven Press: New York 1995; 1043-1051.

MÖLLER HJ, KISSLING B, STOL KD, WENDT G. Psychopharmakotherapie – Ein Leitfaden für Klinik und Praxis. Kohlhammer: Stuttgart 1989,

MÖLLER HJ (Hrsg). Therapie psychiatrischer Erkrankungen. Enke: Stuttgart 1993.

OEHRBERG S, CHRISTIANSEN E, BEHNKEK, BOROPAL, SEVERIN B, SOEGAARDJ, CALBERGH, JUDGER, OHRSTROMK, MANNICHEPM. Paroxetine in the treatment of panic disorder. Randomized Double-blind, placebo-controlled study. Br J Psychiatry 1995; 167: 374-379.

OSTERHEIDER M. Trends in der medikamentösen Therapie bei Zwangsstörungen. Fortschr Neurol Psychiat 1995; 63:1: 23-27.

RUDOLF GAE. Therapieschemata Psychiatrie. Urban und Schwarzenberg: München, Wien, Baltimore, 3. überarb. und erw. Auflage 1996.

5. Stichwortverzeichnis

A

Agitation 8
Agoraphobie 9
Alkoholabhängigkeit 25
Alprazolam 10
Amitriptylin 7, 15, 16
Amitriptylinoxid 17
Angst 18
Angstambulanz 25
Angstattacken 9
Angstneurose 9
Angststörung 8, 9
Angststörung, komorbide 26, 28
Angstsymptom 8
Angstsyndrom 35
Antidepressiva 13
Antidepressiva, trizyklische 5, 7
Augmentation 24

B

Benzodiazepine 18
Buspiron 18

C

Citalopram 8
Clomipramin 10, 13

D

Depersonalisation 8
Depression, endogene 8
Depression, reaktive 8
Desensibilisierungsprogramm 28
Desipramin 7
Dosisbereich, therapeutischer 35
Doxepin 7, 18, 22

E

Effekte, parasympatholytische 7
Einzelbehandlung, psychoanalytische 29
Einzeltherapie 28
EKT 24, 33
EKT-Behandlung 24
Elektrokrampfbehandlung (EKT) 22
Episode, leichte depressive 6
Episode, mittelgradige depressive 6
Episode, schwere depressive 6
Exposition 26

F

Fluoxetin 8, 13
Fluvoxamin 8, 10, 13
Funktionsstörung, sexuelle 8

G

GAS 28
generalisierte Angststörung 9, 18
Gruppenbehandlung, psychotherapeutisch orientierte 18
Gruppentherapie 27

H

Haloperidol 33
Hyperthyreose 10

I

Imipramin 7, 18

K

Kielholz-Schema 7
Kombination 14, 28
Kombination mit psychotherapeutischen Verfahren 12
Kombinationstherapie 20
Komorbidität 12
Konfliktdynamik 20

L

Leistung, psychomotorische 8
Lithium 24
Lithium-Augmentation 21
Lithium-Prophylaxe 29

M

MAO-Hemmer 24
Maprotilin 15, 22
Moclobemid 28

N

Nebenwirkung 35
Nebenwirkungsprofil 12
Nebenwirkungsspektrum 8

O

Opipramol 18

P

Panikattacken 8, 9, 10
Panikstörung 9, 10
Panikstörung, ausgeprägte, chronifizierte 12
Paroxetin 5, 8, 9, 10
Psychoedukation 26

R

Rezidivprophylaxe 26
Risperidon 33

S

Serotonin-Wiederaufnahmehemmer, selektive 5
Sertralin 8
soziale Phobie 9
SSRI 5, 12
Störung, komorbide 31
Störung, therapieresistente depressive 24
Syndrom, depressives 10, 28, 35

T

Therapie-Nonresponse 22, 24, 33
Therapie-Response 13
Trimipramin 16, 18
TZA 18

U

Übelkeit 8

V

Verhaltenstherapie (VT) 10
Vermeidungsverhalten 28
Versündigungswahn 24
Verträglichkeit 8, 12
Vollremission 12
Vorstellung, hypochondrische 8
VT 13, 27

W

Wahn, hypochondrischer 24
Waschzwang 31
Wirkungseintritt, früher 12

Z

Zwangssyndrom 35

GPSR Compliance

The European Union's (EU) General Product Safety Regulation (GPSR) is a set of rules that requires consumer products to be safe and our obligations to ensure this.

If you have any concerns about our products, you can contact us on

ProductSafety@springernature.com

In case Publisher is established outside the EU, the EU authorized representative is:

Springer Nature Customer Service Center GmbH
Europaplatz 3
69115 Heidelberg, Germany

www.ingramcontent.com/pod-product-compliance
Ingram Content Group UK Ltd.
Pitfield, Milton Keynes, MK11 3LW, UK
UKHW022233230426